Augustine Aluko

Exercícios de estabilidade do núcleo e dor lombar aguda não específica

Augustine Aluko

Exercícios de estabilidade do núcleo e dor lombar aguda não específica

ScienciaScripts

Imprint
Any brand names and product names mentioned in this book are subject to trademark, brand or patent protection and are trademarks or registered trademarks of their respective holders. The use of brand names, product names, common names, trade names, product descriptions etc. even without a particular marking in this work is in no way to be construed to mean that such names may be regarded as unrestricted in respect of trademark and brand protection legislation and could thus be used by anyone.

Cover image: www.ingimage.com

This book is a translation from the original published under ISBN 978-620-2-00438-1.

Publisher:
Sciencia Scripts
is a trademark of
Dodo Books Indian Ocean Ltd. and OmniScriptum S.R.L publishing group

120 High Road, East Finchley, London, N2 9ED, United Kingdom
Str. Armeneasca 28/1, office 1, Chisinau MD-2012, Republic of Moldova, Europe
Printed at: see last page
ISBN: 978-620-8-03527-3

Índice:

Capítulo 1	4
Capítulo 2	25
Capítulo 3	39
Capítulo 4	54
Capítulo 5	58
Capítulo 6	63
Capítulo 7	87

Agradecimentos

Gostaria de agradecer à minha mulher e à minha família pelo apoio prestado durante o período em que foi efectuado o trabalho de recolha de informações e dados que constituem a base deste trabalho, bem como o tempo despendido na sua redação.

Gostaria também de agradecer a amigos como Billy Fashanu, que me deram um valioso apoio profissional na formulação das ideias que estão na base deste trabalho.

Os meus agradecimentos vão também para a Universidade de Brunel, Londres, onde o trabalho foi efectuado como tese de doutoramento.

Este livro foi escrito com a esperança de que o seu conteúdo desperte a imaginação e leve a nossa compreensão da dor lombar para além do nosso pensamento atual.

Destina-se aos visionários, que não têm medo de desafiar o status quo e a ideologia tradicional, que durante tanto tempo não conseguiram encontrar uma solução para o aparecimento da lombalgia, prevenir a sua recorrência e dar substância ao mito de que a presença ou ausência de lombalgia não pode ser provada sem margem para dúvidas.

Não tenho a pretensão de ter todas as respostas, mas afastei-me das opiniões dos "especialistas" e dos expoentes dos métodos de tratamento e/ou gestão para analisar criticamente o pensamento subjacente às suas abordagens e tentar compreender por que razão cada abordagem tem resultados diferentes para os indivíduos que têm a infelicidade de sofrer um episódio de lombalgia. Desde a minha formação académica que me impressionam as palavras que são utilizadas em simultâneo com o aparecimento de dores lombares. Estas incluem frases como "discos deslizantes", "desalinhamento da pélvis/coluna vertebral", "ciática" e, mais recentemente, "estabilidade do núcleo", para citar apenas algumas. À medida que fui envelhecendo e ficando mais sábio, comecei a ranger os dentes com estas frases que começaram a dar uma definição distorcida da lombalgia e, suponho, a ter a consequência não intencional de permitir "rotular" como doença aquilo que é essencialmente um sintoma. Isto é particularmente pertinente quando, como clínico, descobri que o principal obstáculo a uma intervenção bem sucedida é um sistema de crenças "enviesado" baseado em boatos e na utilização incorrecta de terminologia/frases.

Espero que este livro restabeleça o facto de que, enquanto sintoma, a dor lombar está indissociavelmente ligada ao movimento e à função e é aqui que os fisioterapeutas, enquanto "especialistas em movimento humano", ou mesmo outras profissões semelhantes, devem começar a procurar reequilibrar e melhorar a compreensão deste sintoma que um número significativo de todos os adultos irá, em algum momento, experimentar.

Espero que os leitores deste texto comecem a investigar e a avaliar as causas subjacentes ao sintoma e usem esse conhecimento para desenvolver estratégias de tratamento e gestão que tenham um verdadeiro significado para os milhões de pessoas que sofrem de dores lombares. Afinal de contas, o sucesso da gestão da diabetes não começou com disputas sobre qual o melhor método para a tratar, mas sim com a compreensão do que é a diabetes e de como se manifesta como uma condição médica. Penso que esta mudança de abordagem deve ser a pedra angular do caminho a seguir e confio em que o leitor pegue no bastão.

Capítulo 1 : Introdução

A dor lombar existe desde que há registos, mas foi rotulada como sendo o enigma do século XX (Sieben et al., 2005). Só no Reino Unido, crê-se que um terço dos adultos pode ser afetado (MacFarlane et al., 2006) e, em 2007, calculou-se que custou ao Reino Unido entre 1 e 2% do seu produto interno bruto e foi considerada a segunda maior causa de doença de longa duração, uma vez que cerca de 7% de todos os episódios agudos de lombalgia relatados se tornaram crónicos.

A lombalgia é o problema músculo-esquelético mais comum registado nos cuidados primários (Wong e Deyo, 2001) e supõe-se que as causas subjacentes podem ser tanto de natureza mecânica como não mecânica (Jayson, 1996). Para evitar ambiguidades, este texto refere-se apenas a lombalgias de origem mecânica e assume-se que as forças disruptivas que afectam a integridade do movimento da coluna vertebral são o principal fator mecânico do mau funcionamento. Pensa-se que os exercícios de estabilidade do núcleo fornecem um meio de reduzir o efeito destas forças disruptivas (Willardson, 2007b), mas há afirmações e contra-afirmações quanto à sua veracidade. Este facto levou a várias (más) interpretações da expressão estabilidade do núcleo e à ideia errada de que uma boa estabilidade do núcleo é a panaceia e, em particular, está a ser cada vez mais utilizada como método de reabilitação durante um início agudo de dor lombar (Willardson, 2007a).

Têm-se registado esforços concertados para explorar os exercícios de estabilidade do core e o efeito da sua implementação (Hodges e Richardson, 1996; Hodges e Richardson, 1997; Barr et al., 2005; Barr et al., 2007). No entanto, o termo "core" está mal definido e é uma fonte de debate. Por conseguinte, qualquer exercício que supostamente afecte o core não pode ser especificamente classificado até que tal seja conseguido. O core tem sido descrito como a região lombopélvica (Willardson, 2007a e 2007b) e qualquer exercício que tenha um efeito nesta região é referido como um exercício de estabilidade do core (McGill et al., 2003). No entanto, coloca-se a questão de saber quando é apropriado iniciar qualquer forma de exercício durante o início de uma dor lombar aguda, uma vez que já foi demonstrado que há um benefício limitado em aconselhar o exercício como intervenção demasiado cedo após um ataque agudo (Atlas e Deyo, 2001). Nós, como terapeutas manuais, estamos bem cientes do facto de a profissão médica ou os indivíduos nos aconselharem a fazer exercícios assim que um episódio de dor lombar é relatado e de como o resultado imediato dessa intervenção varia consoante o indivíduo. O National Institute for Clinical Excellence (NICE), no Reino Unido, oferece directrizes para os cuidados primários que sugerem que o conselho imediato deve ser "manter a mobilidade"; manter a mobilidade não é sinónimo de exercício. Trata-se de um sistema de crenças que tem de ser corrigido à partida, porque nem todas as lombalgias agudas induzidas mecanicamente têm as mesmas origens. Esta pode ser a razão pela qual o trabalho de Atlas e Deyo apresentou os resultados anteriormente referidos. Não é raro que os conselhos sejam substituídos por conselhos de "repouso qualificado" para sublinhar a necessidade de manter o máximo de movimento funcional numa base diária, mas evitar qualquer atividade que provoque uma exacerbação da dor. Isto parece ser mais adequado, tendo em conta o que sabemos da literatura publicada até à data.

A pergunta imediata que nos ocorre é: se existe tanto conhecimento, porque é que não conseguimos compreender a lombalgia como uma doença e desenvolver estratégias preventivas e curativas bem sucedidas? Poderemos estar errados naquilo que acreditamos que a literatura nos diz e seguir cegamente a doutrina apresentada por colegas bem estabelecidos? Ou, pior ainda, chegar à conclusão de que nunca será possível compreendê-la e, por conseguinte, qualquer coisa serve?

O primeiro sinal de alarme foi dado por um artigo intitulado "The myths of Core Stability" (Os mitos da estabilidade do núcleo), escrito pelo Dr. Lederman. Na minha opinião, a quantidade de críticas que foram feitas a este artigo e ao seu autor foi injustificada. O furor que o artigo gerou desviou a verdadeira história por detrás dele; qual é a justificação para sugerir que a estabilidade do núcleo é tão boa como os puristas afirmam? E como é que essas afirmações podem ser fundamentadas? Perguntas razoáveis nestas circunstâncias e que deveriam suscitar as questões de investigação: o quê, como e porquê?

Não vou descrever todo o documento, mas sinto a necessidade de salientar alguns pontos importantes. Para os clínicos que não o leram na íntegra, recomendo vivamente a sua leitura. O Dr. Lederman desafiou de forma sistemática e eloquente a ideia de que o conceito de estabilidade do núcleo central se baseava no que poderia ser visto como afirmações não fundamentadas e concluiu que;

1. O pressuposto de que o Tranversus Abdominis (TrA) é um ator importante na estabilidade do tronco é falho. Ele argumentou que existe uma abundância de literatura atual que sugere que existem vários grupos musculares que desempenham um papel importante nessa mesma função. A questão que se coloca, portanto, é porque é que se dá tanta ênfase ao treino/tratamento isolado deste músculo? O Dr. Lederman também salienta que existe uma variação normal para o TrA estar ausente nalguns indivíduos e cita Grays's Anatomy (36th Edition 1980, página 555). Prossegue questionando a razão pela qual os exercícios de estabilidade do núcleo são prescritos para o tratamento da dor lombar durante a gravidez, quando está provado que não existe correlação entre a força dos músculos abdominais e a dor lombar (Fast et al., 1990; Gilleard e Brown, 1996). Estas são perguntas razoáveis com base no que já sabemos, mas o mais interessante é que o Dr. Lederman chama a atenção para o facto de que, embora se saiba que durante a reparação da hérnia inguinal o TrA é diretamente afetado pela cirurgia, não existem provas epidemiológicas que associem este tipo de intervenção cirúrgica à dor lombar.
2. O momento da ativação do TrA não é tão significativo como se pensa. O TrA é uma parte da musculatura do tronco que está envolvida na organização antecipatória em resposta à perturbação do tronco e o facto de ser ativado antes de outros músculos em indivíduos saudáveis não implica um significado mais profundo para além do facto de ser o primeiro na sequência de eventos. Sugere-se que a ativação do TrA pode, de facto, ser uma compensação pelas suas longas fáscias anteriores elásticas (MacDonald et al., 2006). A alegação de que a contração contínua do TrA contorna as questões do início do tempo é mais analisada, no entanto, esta anula uma estratégia natural de controlo de proteção; um ponto que, na minha opinião, deve ser motivo de preocupação.

3. O papel da força muscular na estabilidade do tronco é imperfeito e ele colocou a questão: quanta força é necessária para estabilizar a coluna vertebral quando os músculos do tronco demonstram uma ativação mínima durante a posição de pé e a marcha (Anderson et al., 1996). Todos nós estamos familiarizados com as referências de dores nas costas que pedem "exercícios de fortalecimento das costas e/ou dos erectores da espinha" e com a forma como as autoridades de saúde, com a conivência dos nossos colegas na gestão, desenvolvem "aulas de costas". Ainda estou para ver uma avaliação que demonstre um efeito real a longo prazo, para além do feedback subjetivo positivo a curto prazo.

Sabemos que a integridade das vértebras da coluna vertebral se altera através de um processo de remodelação ao longo do tempo e que esta alteração tem um efeito na resposta do movimento à mudança de posição através da atividade funcional (Shao et al., 2002; Sevinc et al., 2008) e que estas alterações características são mais evidentes com o avançar da idade (Gruber et al., 2007). No entanto, continuamos a realizar estudos com populações que são agrupadas para satisfazer os critérios exigidos para a realização de um Ensaio Controlado Aleatório (RCT), sem ter em conta os potenciais subconjuntos dentro desses grupos com características que afectariam claramente o resultado. A razão para este facto pode ser encontrada na ideia de que o poder do estudo é o princípio e o fim de uma investigação de qualidade, mas agora sabemos o contrário. Considera-se sempre que quanto maior for o número de sujeitos que participam no estudo, mais representativa é a população que está a ser estudada e, por conseguinte, mais significativos são os resultados desse estudo específico. Por conseguinte, isto funciona como um impedimento à investigação de boa qualidade que envolve doentes que se enquadram num conjunto muito específico de critérios, devido ao receio de que os resultados sejam considerados inconsequentes devido à dimensão da amostra.

Atualmente, sabemos o contrário. Foi sugerido que a amplitude do intervalo de confiança para os resultados comunicados seria um método mais exato e justo para determinar a qualidade da investigação (Bland, 2009); quanto menor for a amplitude, maior é a importância dos resultados e o seu significado clínico. A implementação clínica da investigação tem sido e continua a ser impedida pela incapacidade da investigação de demonstrar eficazmente a sua importância clínica; esta perde-se frequentemente na ênfase da afirmação do poder dos testes de investigação (Donholdt, 2005). Este é um conceito que não parece ter sido suficientemente apreendido e, em vez de assustar a investigação potencial em áreas da prática clínica que são consideradas "difíceis", dar confiança aos investigadores potenciais e aos financiadores da investigação, sabendo que os números relativamente pequenos utilizados para investigar estas áreas de interesse não precisam de ser considerados enviesados. A consequência de uma mudança de atitude pode também facilitar a transição de informação clinicamente significativa para uma prática clínica válida e, assim, melhorar os resultados clínicos de uma grande variedade de doenças complexas, como a lombalgia. Não posso deixar de pensar que o receio de realizar investigação com amostras de menor dimensão, que consistem em critérios de inclusão muito restritos, é uma das razões pelas quais as meta-análises da investigação que envolve a lombalgia parecem ficar sempre em cima do muro e sugerir que nenhum tipo específico de intervenção é melhor do que qualquer outro. Este é um grande problema quando, como clínicos, o objetivo final é produzir um resultado mutuamente aceitável e restaurar a função o melhor possível, quando apropriado. Sinto o cheiro a cordite quando faço esta sugestão, mas a tradição histórica de apenas aceitar métodos e factos porque são apresentados por um "guru" está há muito ultrapassada e não serve um objetivo significativo.

Este facto é mais evidente do que quando se trata de questões relacionadas com a dor lombar. No passado, tivemos as rivalidades entre os conceitos de McKenzie e Maitland, a questão do Osteopata, da Quiroprática, da Fisioterapia e os confrontos entre os sistemas de crenças do Clínico Geral, do Ortopedista e da Fisioterapia, todos eles aparentemente supérfluos para as necessidades do utilizador final. Já ouviram falar da fábula: quando os elefantes lutam, é a erva que sofre? Pois bem, o doente ou o utilizador final não está interessado em disputas territoriais, apenas quer ver resolvidos os seus sintomas de dores nas costas. Não podemos avançar a não ser que nós, enquanto profissionais, tiremos os antolhos dos nossos olhos e comecemos a dialogar uns com os outros sobre a questão premente do que é a lombalgia? A resposta à pergunta deve começar com algo como: "os sintomas que está a sentir são causados pelo facto de essas estruturas estarem a funcionar como resultado de... " O tratamento envolverá ....porque sabemos ...que, para corrigir esta anomalia, temos de podemos, com sorte, aliviar os seus sintomas". Essa resposta só pode ser dada quando dissecamos a apresentação dos sintomas e compreendemos o curso natural dos acontecimentos.

Foi efectuado um trabalho que sugere uma diferença entre "estabilidade e "robustez" (Reeves et al., 2007) e conhecimentos biomecânicos sobre pêndulos invertidos. Poderá esta combinação oferecer um ponto de partida para a próxima geração de pensamento? Penso que sim e espero que a ideia seja aceite e explorada. Reeves et al. descreveram a "robustez" como a capacidade do tronco para se adaptar a perturbações, ao passo que a "estabilidade não tem uma definição específica" (Standeart et al., 2008). Isto permite, portanto, diferentes interpretações de 'estabilidade do núcleo', dependendo do coletivo que utiliza a expressão e dos seus motivos. Na maior parte dos casos, para vender um conceito ou produto que vai desde aulas de exercício a aparelhos de exercício concebidos para "atingir" os músculos do core. Na minha opinião, é uma tendência perigosa e eticamente questionável se os profissionais devem participar em tais práticas quando as provas que sustentam tais afirmações são, na melhor das hipóteses, vagas. A ausência de um método significativo para quantificar a eficácia da intervenção com base em provas empíricas também complica a questão.

É aceite que a flexão do tronco requer uma flexão segmentar vertebral lombar sumativa (Kulig et al., 2007) e que o desempenho do movimento depende da aceleração da coluna vertebral à medida que esta percorre a amplitude. Este desempenho é definido pela magnitude do movimento e pela sua direção (Ogrodnik, 1997c; Bloomfield, 2006). A complexidade deste movimento é determinada pelas características individuais do movimento das vértebras que constituem cada segmento específico do movimento vertebral. Uma vez que cada segmento de movimento é restringido a um ponto relativamente fixo pelo efeito combinado de estruturas adjacentes, tais como ligamentos, etc., pode presumir-se que cada movimento segmentar é de natureza pivotante (Fig.1).

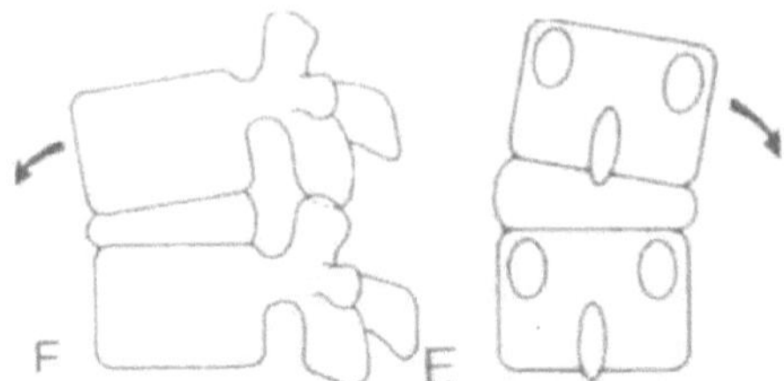

Fig.1: **Vista posterior de um pivô lateral (F) e vista lateral de um pivô de flexão (E) de um segmento da coluna vertebral** (De MacNab e McCulloch, 1990)

A magnitude deste comportamento de movimento da coluna vertebral é diretamente proporcional às perturbações sofridas, de acordo com a terceira lei de Newton, segundo a qual a cada ação corresponde uma reação igual e oposta. A distorção resultante pode ser suficientemente grande para causar uma mudança de posição através de uma trajetória, que pode não ser totalmente unidirecional através do alcance (Fig. 2), contrariamente ao pressuposto amplamente aceite de que o movimento na coluna vertebral é unidirecional. Este pressuposto foi inadvertidamente ou erroneamente filtrado através das nossas técnicas de avaliação, ao ponto de se debater muito pouco a avaliação, a interpretação e as consequências dos movimentos combinados, e de se ter criado um conjunto de termos/frases coloquiais utilizados para descrever a disfunção da coluna vertebral, que acabaram por se tornar correntes. Isto apesar do conhecimento existente do segmento de movimento da coluna vertebral e dos seus constituintes individuais.

Por conseguinte, pode ser pertinente revisitar brevemente o conhecimento existente sobre a coluna vertebral como uma estrutura que representa a soma de todas as suas partes. Toda a informação subsequente fornecida nos parágrafos seguintes pode ser encontrada em qualquer texto reconhecido de anatomia e física/biomecânica de renome.

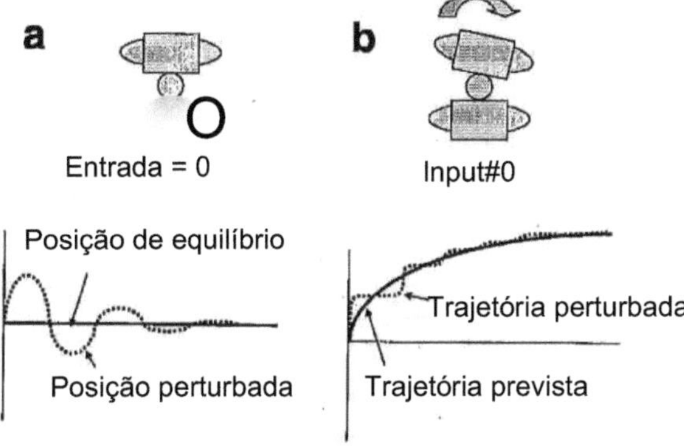

Fig. 2: Efeito da perturbação no movimento da coluna vertebral mostrando a diferença entre um estado de equilíbrio (a) e uma mudança causada pela perturbação (b) (De Reeves et al., 2007)

As articulações facetárias são uma parte importante de um mecanismo de estabilização da coluna vertebral durante os movimentos de flexão da coluna. A sua função é facilitada por um mecanismo de "gancho" possibilitado pelo ângulo em que se encontram as superfícies adjacentes da articulação (Alam, 2002). Cada articulação do tronco inclina-se 90 graus acima do plano horizontal e desvia-se 45 graus atrás do plano frontal (Whiting e Zernicke, 1998).

As superfícies das articulações facetárias produzem um movimento de deslizamento/deslizamento cuja amplitude de movimento é limitada pelas fibras mais externas do anel fibroso dos discos intervertebrais (Whiting e Zernicke, 1998b). É uma falha neste mecanismo que predispõe a coluna lombar à instabilidade durante o movimento funcional (MacNab e McCulloch, 1990).

No entanto, a compreensão da orientação distinta das superfícies das articulações facetárias com a subsequente limitação da rotação em torno de um eixo vertical (Watkins, 1999), que não é sinónimo de rotação funcional, e as suas implicações são úteis para avaliar e compreender possíveis mecanismos subjacentes responsáveis por episódios de lombalgia associados a

Os discos intervertebrais são protegidos da tensão através da redução da rotação funcional excessiva. Isto é conseguido através da capacidade das articulações facetárias lombares superiores para lidar com deslocações axiais. No entanto, quanto mais abaixo na coluna vertebral a articulação facetária estiver posicionada dentro da coluna lombar, a sua orientação altera-se, tornando as facetas inferiores mais susceptíveis a danos em comparação com as articulações facetárias localizadas mais acima (Fig. 3) (Boyling e Jull, 2004). Esta alteração da orientação pode seguir-se à alteração das curvaturas naturais da coluna vertebral numa postura erecta.

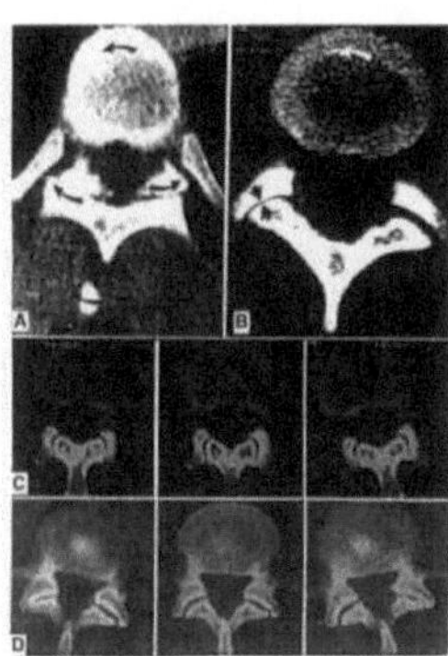

Os movimentos de rotação da coluna lombar (Fig.3B) produzem menos deslocação da articulação facetária em comparação com a coluna torácica (Fig.3A). As regiões superiores das vértebras lombares (L1 -4), (Fig. 3C) demonstram menos compressão e separação quando comparadas com o segmento L4/5 (Fig.3D). A variação na orientação das articulações pode, por conseguinte, influenciar a eficácia da fisioterapia ou de outro tratamento manipulativo quando os sinais objectivos sugerem um problema nas partes superiores ou inferiores da coluna lombar, especialmente no ângulo em que é aplicada uma técnica de mobilização póstero-anterior (PA). A minha experiência como professor sugere que este facto é largamente ignorado quando se ensinam técnicas de mobilização e a sua relevância para a aplicação eficiente da técnica.

A flexão e a extensão podem reduzir ou aumentar as forças de compressão nas articulações facetárias, respetivamente, com a correspondente redução ou aumento da carga no pilar articular. Por exemplo, longos períodos de pé podem produzir dores lombares devido à posição lordótica do tronco, com L4 e L5 a fazerem um ângulo de

15 e 25 graus, respetivamente, em relação à horizontal (Watkins, 1999).

Um microtrauma repetido, como um impacto associado a uma carga excessiva e consequente stress no pilar articular, pode resultar em espondilose, que se reconhece aumentar com a idade e que afecta normalmente L4 e L5 em 5% da população em geral (Yu, 2001). As provas anedóticas sugerem que esta é a principal causa de dor lombar de início insidioso num grupo etário em que estão a ocorrer alterações degenerativas naturais. Esta apresentação não explica o início agudo e a alteração da intensidade da dor sentida por este grupo etário e, por conseguinte, não deve ser classificada de forma semelhante numa avaliação.

Durante os movimentos de flexão do tronco numa coluna cadavérica, as articulações facetárias caudais sofrem a maior força de momento e tensão horizontal causada pela deslocação e esta tensão é maior do que a tensão vertical nos mesmos níveis; no entanto, durante a extensão, há mais tensão vertical (principalmente em L5/S1) do que tensão horizontal (Ianuzzi et al., 2004). O ângulo intervertebral é maior em L5/S1 durante a flexão/extensão, mas é maior em L3/4 durante a flexão lateral (Ianuzzi et al., 2004). Estas provas de investigação são informativas, mas limitadas na prática clínica porque foram obtidas a partir de experiências em cadáveres, mas é interessante notar que estas características de movimento diferem do lado esquerdo para o lado direito (Ianuzzi et al., 2004). Esta diferenciação pode ser a razão pela qual a dor lombar é invariavelmente de natureza unilateral e não está associada à lei de Murphy, uma vez que é habitualmente descrita como sendo uma resposta à pergunta do doente "porque é que só afecta um lado? Sabemos que os sintomas bilaterais em espelho são um sinal amarelo e podem também ser um sinal de alerta em certos casos.

Há escassez de literatura que mostre características semelhantes de movimento do tronco in vivo, mas foi demonstrado que, durante a flexão, a deformação dos discos intervertebrais inferiores ocorre antes da dos discos superiores, mas durante a extensão a partir da flexão há poucas provas que sugiram que a deformação ocorra de todo, sendo a deformação principalmente em L5/S1 durante a extensão a partir da posição neutra (Kanayama et al., 1995). As articulações facetárias são importantes tanto para a qualidade como para a quantidade do movimento do tronco. Isto pode ser demonstrado pela redução da resistência à rotação entre 40-60% pela remoção dos elementos posteriores de um segmento de movimento (Boyling e Jull, 2004).

15-40% das lombalgias crónicas podem ser atribuídas a patologia da articulação facetária, mas o método de rotina de extensão-rotação para testar a integridade da articulação facetária tem apenas 12% de especificidade, apesar de ter uma sensibilidade de 100% (Laslett et al., 2006). Há poucos indícios de que esta técnica de avaliação seja utilizada clinicamente de forma rotineira, a não ser por um clínico experiente e, atrevo-me a dizê-lo, nunca a vi ser utilizada nos cuidados primários para fundamentar um encaminhamento para tratamento de um episódio de lombalgia, sendo a norma palpada nas costas pelo referenciador primário que pergunta se o processo produziu alguma dor e os registos não contêm qualquer referência à realização do teste a qualquer nível. A fiabilidade deste método tradicional de palpação é fraca porque a fiabilidade entre examinadores para localizar as articulações facetárias é baixa (Najm et al., 2003).

É também de salientar que cada articulação facetária recebe a sua inervação nervosa dos ramos mediais do ramo dorsal do nervo espinal adjacente (Boyling e Jull, 2004). Por conseguinte, algumas dores lombares agudas localizadas podem ter origem no facto de as pregas sinoviais intra-articulares e a cápsula articular partilharem a mesma inervação. Este facto pode explicar por que razão estes tipos de lombalgia respondem à manipulação (Boyling e Jull, 2004). Pelo contrário, pode ser a razão pela qual um subconjunto de problemas lombares, que pode apresentar-se como sendo de origem nas articulações facetárias, pode não responder da mesma forma, porque pode ser efetivamente causado por um problema no disco intervertebral. A questão seria, portanto, "qual é a carroça e qual é o cavalo?". Poderá isto também estar relacionado com episódios recorrentes de lombalgia quando há uma perturbação repetida da relação entre o disco intervertebral e a articulação facetária?

A remodelação ocorre nas vértebras ao longo do tempo, afectando a capacidade de as vértebras se ajustarem às variações de atividade (Shao et al., 2002; Sevinc et al.,

2008). Todos nós conhecemos a apresentação clínica do doente que diz que já não é tão flexível como era antes. O envelhecimento é, portanto, um fator importante quando se avalia a resposta do tronco a uma intervenção ou a uma atividade funcional (Gruber et al., 2007). Mas as alterações nas características do movimento não podem mudar dos planos de movimento anatomicamente permitidos em resposta às respostas biomecânicas à carga, independentemente da idade. No entanto, a qualidade do movimento pode mudar em termos da sua amplitude e velocidade. Por conseguinte, uma teoria pode ser a de que a coluna vertebral tem características de movimento semelhantes às de um pêndulo invertido, com um comportamento que, por vezes, se desvia da norma esperada, demonstrando uma incapacidade de manter um grau de robustez sob a influência de um sistema de controlo de feedback (FCS) concebido para restaurar o tronco a um estado de equilíbrio depois de ter sido perturbado ou para devolver o movimento do tronco à sua trajetória pretendida (esperada) se esta for alterada (Fig. 4) (Reeves et al., 2007). [nd]Por conseguinte, pode propor-se que a coluna vertebral demonstre os princípios da lei do movimento de Newton; a aceleração de um objeto é proporcional à força que lhe é aplicada. Por conseguinte, é possível que uma caraterística de aceleração anormal possa desempenhar um papel significativo na capacidade da coluna vertebral para se reajustar e restaurar uma trajetória sagital reconhecida ou um estado de equilíbrio durante os movimentos de flexão e extensão.

A aceleração nas direcções lateral e rotacional também deve ser considerada como significativa na execução dessa trajetória.

O sistema de controlo de feedback descrito por Reeves et al. sugere que o feedback das vias intrínsecas (rigidez muscular de curto alcance e amortecimento) é instantâneo, enquanto o feedback das vias reflexivas e voluntárias tem um atraso. No entanto, todos os componentes do sistema de controlo de feedback podem ser utilizados em parte ou em combinação para proporcionar estabilidade através da força de geração (Reeves et al., 2007).

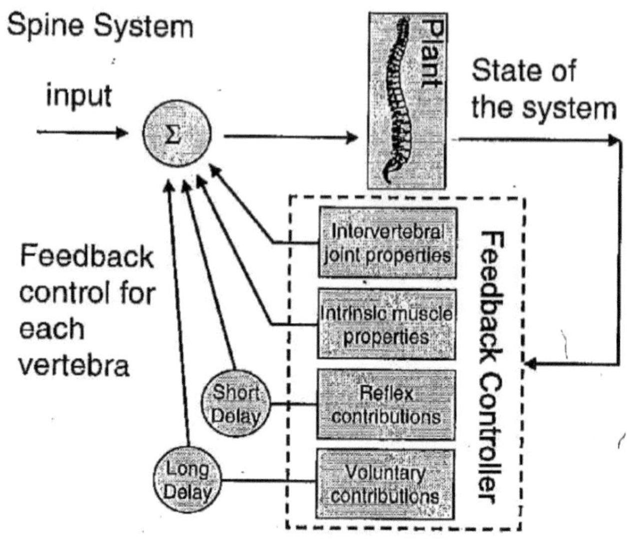

É este mecanismo pelo qual a FCS fornece uma resposta à perturbação do tronco que pode ser descrita como a sua robustez (Reeves et al., 2007) e é este mecanismo que sustenta as hipóteses que criticam a compreensão e as práticas históricas na gestão da dor lombar e que podem facilitar o processo de formulação de uma compreensão que pode oferecer uma explicação plausível para o mecanismo pelo qual a estabilidade do núcleo pode influenciar o desempenho do tronco em resposta a um início de dor lombar; um ponto explorado mais adiante neste texto.

A ausência/falta de rigidez intervertebral proporcionada pelo subsistema passivo (Panjabi, 1994) em qualquer direção do movimento causado pela perturbação implica que a força contrária não é proporcional à dimensão do deslocamento causado pela perturbação, sugerindo uma possível falha do SCF e é o sistema nervoso central (SNC) que responde nesta circunstância aumentando a ativação muscular (Reeves et al, 2007) independentemente do facto de ter sido demonstrado que os doentes com lombalgia demonstram maior co-contração muscular do tronco do que os saudáveis (Marras et al., 2001; Lariviere et al., 2002; van Dieen et al., 2003) e esta diferença tem significado clínico (Reeves et al., 2007).

Em princípio, portanto, é possível compreender a proposição de que existem duas possibilidades principais pelas quais os erros no controlo neuromuscular e a perda de robustez podem causar dor lombar (Preus e Fung, 2005 citados em Reeves, 1997);

- Falha das estruturas osteoligamentares da coluna vertebral, criando um movimento segmentar excessivo para além dos limites
- Contração muscular aumentada e sustentada do músculo após um breve período de instabilidade

A segunda possibilidade pode explicar o aparecimento agudo de dor lombar durante a atividade funcional, por exemplo, durante movimentos do tronco previamente executados com sucesso (Reeves et al. 2007); tal como se ouve dos doentes que dizem: "Sempre fiz desta forma, mas desta vez senti uma dor súbita e fiquei momentaneamente preso". No entanto, isto não explica porque é que alguns episódios de dor lombar aguda ocorrem dentro dos limites do movimento do tronco. As evidências anedóticas sugerem que estes episódios são normalmente descritos como dores agudas durante a execução de um movimento, mas nem sempre suficientemente graves para causar uma paragem imediata da função. Esta informação perde-se normalmente nos pormenores quando se faz uma história clínica subjectiva, quer devido a um descuido, quer por ser considerada demasiado trivial para ser mencionada pelo doente durante o processo de exame.

Suspeita-se que as alterações no recrutamento muscular em resposta a uma perceção de instabilidade possam ser a resposta (Hodges et al., 2003; Moseley et al., 2004). Por conseguinte, propõe-se que a robustez esteja diretamente relacionada com o desempenho do tronco, o que exige que a FCS responda com um elevado grau de precisão. Além disso, o comportamento resultante do movimento do tronco em resposta à perturbação pode ser comparado a um pêndulo invertido (Stepan, 2009).

Tem sido sugerido que a má flexibilidade/movimento da coluna vertebral pode ser atribuída a um desequilíbrio muscular ou a uma alteração da energia muscular, sendo que ambos podem ser corrigidos através de técnicas de energia muscular. A causa deste desequilíbrio tem sido associada a uma disparidade causada pelo encurtamento ou alongamento constante dos músculos em relação uns aos outros (Norris, 1995). Trata-se, na minha opinião, de uma definição confusa dos acontecimentos, uma vez que implica que o desequilíbrio ocorre apenas entre os grupos musculares agonistas e antagonistas, quando há cada vez mais provas de que a disparidade pode ocorrer entre músculos que desempenham funções colectivas do tronco. As teorias defendidas pelos expoentes da técnica do desequilíbrio muscular são sustentadas por escassas provas empíricas e a sua relevância clínica baseia-se, em grande parte, em provas anedóticas e no feedback da experiência. Nenhum destes métodos é suficientemente robusto para dissipar a frustração clínica quando confrontado com pacientes que não respondem aos métodos defendidos. Esta opinião de ação/inação muscular contraditória é uma narrativa demasiado limitada para permanecer credível. Felizmente, a investigação afastou-nos desta abordagem mas, infelizmente, continua a ser considerada digna de mérito.

E se puséssemos a hipótese de que a dor lombar está intrinsecamente ligada à possibilidade de a coluna vertebral humana ser uma soma total de vários pêndulos invertidos múltiplos, cujo atraso no sistema neural necessário para o controlo pode ser afetado pela idade, pelo estado físico e mental? E se puséssemos a hipótese de que o controlo deste sistema é mantido pelo labirinto (sistema auditivo), pelos olhos (sistema visual) e pelos mecanorreceptores (sistema tátil), que se entende controlarem múltiplos sistemas de pêndulos invertidos (Stepan, 2009)? Poder-se-ia, portanto, supor que é este atraso temporal que está indissociavelmente ligado ao recrutamento dos componentes superficiais dos músculos multifidus e transversus abdominis (Stepan, 2009). O nosso conhecimento da anatomia destes músculos e a hipótese de que estes grupos musculares têm um papel na cinemática do tronco (Reeves et al., 2007) implica que este atraso poderia, por conseguinte, influenciar a capacidade do tronco para acelerar durante uma mudança de posição causada por uma perturbação. A credibilidade deste pressuposto foi explorada com sucesso num estudo piloto (Aluko et. al, 2011). Os resultados do estudo e os princípios deste conceito sugerem, portanto, que o atraso na resposta não pode ser influenciado pela subjetividade, mas uma vez que o tronco tenha acelerado, a sua velocidade, com toda a probabilidade, torna-se menos independente de factores internos ou externos. No entanto, embora a componente profunda do multífido possa criar um grau de estabilidade sem binário, é possível colocar a hipótese de que o efeito líquido da contração do multífido mantém a posição relativa das vértebras durante a mudança de posição (Reeves et al., 2007).

Há dois sistemas que podem descrever o mecanismo pelo qual o tronco se desloca em torno da bacia. Um sistema, um sistema de dois graus de liberdade, pode ser demonstrado pelo equilíbrio de um bastão na mão. Para manter o equilíbrio, um A força de controlo (F) é necessária no ponto de contacto através de uma distância 'X (Fig.5). O ângulo de deslocamento do bastão é denotado como 'ф' com 'm' a massa do bastão e 'l' o seu comprimento (Stepan, 2009).

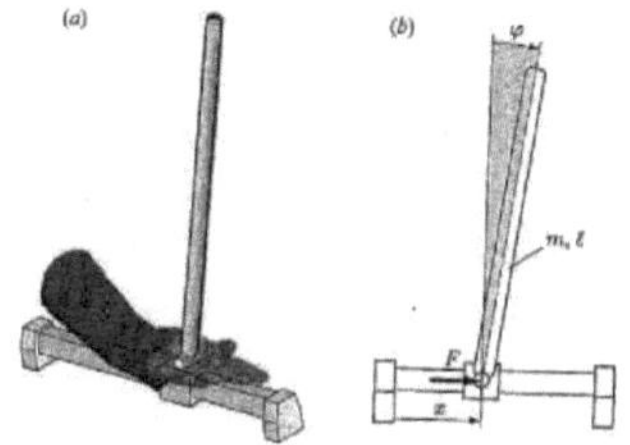

O segundo sistema pode ser descrito como um modelo de um grau de liberdade. Este modelo pode ser melhor demonstrado tentando manter o equilíbrio enquanto se está parado. O controlo é conseguido através do tornozelo (Stepan, 2009) (Fig. 6). Este modelo pode demonstrar um mecanismo muito mais claro do que o sistema de dois graus porque considera a influência de um binário de controlo ou momento (M) sobre o tornozelo (-M, M). Este sistema provavelmente se encaixaria mais confortavelmente na descrição do movimento do tronco sobre o sacro na ausência de conexões osteoligamentares.

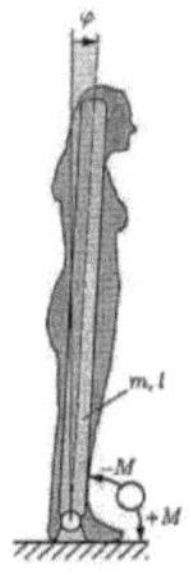

Fig. 6: Modelo de um grau de liberdade para o equilíbrio (Stepan, 2009)

Se qualquer um dos sistemas acima referidos for considerado verdadeiro e o tronco se mover a partir de um ponto relativamente fixo, o sacro (S), é muito provável que apresente características semelhantes às de um pêndulo invertido, embora com um certo grau de "caos" (Granata e England, 2006), como ilustrado na Fig. 7.

Durante a flexão, o tronco é deslocado num ângulo de "0" em relação ao seu ponto de partida, percorrendo um deslocamento de "A" para "B" representado por *ds*. Matematicamente, portanto, a velocidade angular do tronco (ш) pode ser expressa como d0/dt e a sua aceleração angular (a) (dw)/dt.

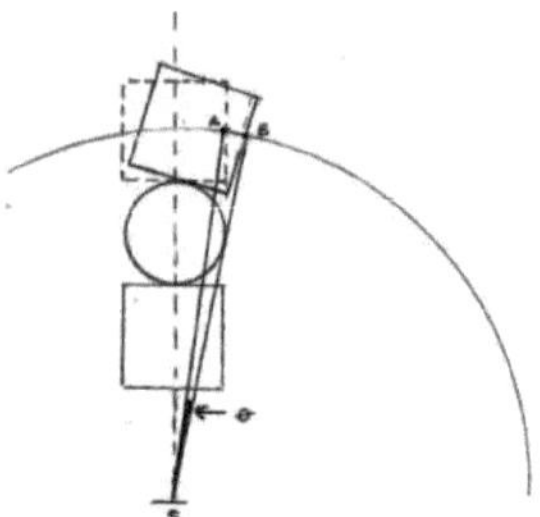

Fig. 7: Ilustração do movimento de pêndulo invertido do tronco

Outra caraterística importante do movimento pendular é o movimento harmónico simples (SHM) (Ogrodnik, 1997c), que pode ser descrito como um movimento rítmico em torno de um ponto, geralmente o ponto médio da oscilação do pêndulo. Pode, portanto, colocar-se a hipótese de que este é o ponto durante o movimento funcional em que o tronco se encontra num estado de "equilíbrio", quando a força gerada pela atividade muscular coordenada é igual à força desenvolvida pela perturbação em resposta a estímulos, quaisquer que eles sejam. Esta proposição requer mais trabalho, mas é uma possibilidade interessante que pode influenciar a perspetiva geral da dor lombar como sintoma e qualquer atual ou futuro que possa ser gerado. Durante os movimentos repetitivos da coluna lombar durante a execução de tarefas, o tronco desvia-se e regressa a uma posição inicial (Fig. 7). Por conseguinte, é possível propor, a partir da forma de onda (Fig. 8), um movimento baseado no que já foi discutido;

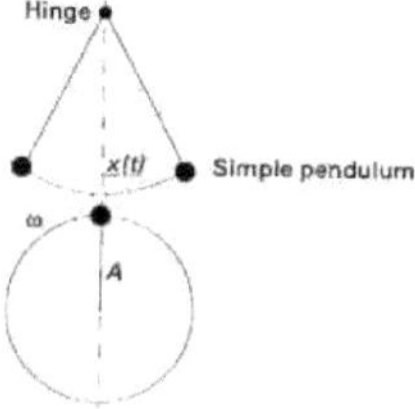

X_t (deslocação angular a partir do ponto médio) = A sin wt (t=tempo)

A velocidade máxima de um pêndulo é atingida no ponto médio do deslocamento quando a amplitude do deslocamento é zero (Ogrodnik, 1997c) e pode ser representada como;

V= dx(t)/dt..(1)

Ou

V= d(A sin wt)/dt = Aw cos wt.........................(2)

(*ш* é a frequência e A é a amplitude da onda sinusoidal) (Fig. 8)

A aceleração ***(a)*** exibida por tal movimento é assim derivada como;

Isto reforça a importância subestimada da aceleração para iniciar a mudança de direção, um processo menos suscetível de ser influenciado pela subjetividade, ao contrário da velocidade. Este fenómeno pode constituir a base para a objetividade na determinação da alteração das características da coluna lombar durante o início da dor lombar e pode ser a medida necessária para determinar se uma intervenção é eficaz. Este ponto é discutido em mais pormenor mais adiante.

No entanto, é necessário traduzir o movimento angular na sua ramificação linear para apreciar como dois pontos fixos numa vértebra podem mover-se na ausência da restrição osteligamentar de um ponto 1 para um ponto 2 ou de "A" para "B" (Fig. 9). Isto pode ser feito da seguinte forma;

A distância percorrida pelo ponto (ds) = rdQ

A velocidade vetorial |v| = ds/dt

Ou

$$|v| = RdQ/dt$$

Ou

$$|v| = r\ dQ/dt$$

Ou

$$|v| = wr$$

A aceleração centrípeta (ac), aceleração derivada quando um objeto se move numa trajetória curva através de uma força, é necessária para atingir uma velocidade quando há uma mudança de direção. Esta é uma consideração importante porque se parte do princípio de que as vértebras se deslocam numa trajetória "circular" (Fig.9).

Fig. 9: Alterações de velocidade das vértebras causadas pelo movimento angular (de Ogrodnik, 1997c)

$$\alpha = dv_x(t)/\ dt \ldots\ldots\ldots\ldots (3)$$

Or

$$\alpha = d(A\omega\cos\ \omega t)\ dt \ldots\ldots\ldots\ldots (4)$$

Or

$$\alpha = -A\omega^2 \sin\ \omega t \ldots\ldots\ldots\ldots (5)$$

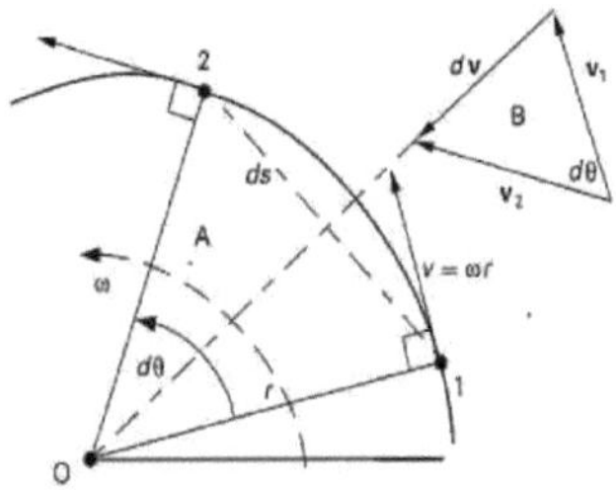

A força gerada pelo movimento é proporcional a '*r*' e, assim, quanto maior for o valor de 'r', maior será a aceleração e a força desenvolvida. Isto sugere, portanto, que a força

So if ***ds = rdθ (See above)***

$$ds/r = dv/|v|$$

Or

$$dv = |v|\, ds/r$$

And if;

$$|a_c| = |dv/dt|$$

$$|a_c| = |v|/r\; ds/dt$$

$$|a_c| = |v|^2/r$$

Or

$$\textit{centripetal acceleration } (a_c) = \omega^2 r$$

centrípeta depende da distância da vértebra ao ponto fixo (sacro). Assim, quanto mais próxima a vértebra estiver do ponto fixo (sacro), maior será o efeito da força centrípeta cumulativa produzida pelo movimento do tronco durante o movimento funcional. É, portanto, possível que este seja o mecanismo pelo qual o segmento L5/S1 se especializou em termos do tamanho relativo de L5 em relação a outras vértebras da mesma região e que os episódios agudos de lombalgia sejam mais comuns neste segmento inferior.

Não peço desculpa pela física aplicada acima e não pretendo ser intimidante, mas sinto que é necessário compreender os tipos de características clínicas e de comportamento resultantes da dor lombar não específica, em particular, porque é fundamental para compreender se e como funciona a estabilidade do núcleo, se é que tal coisa existe. Afinal de contas, como especialistas em movimento humano, o conhecimento da física, que desempenha um papel significativo na matéria viva, não é uma expetativa irracional. Lembro-me de um incidente, quando estava a dar aulas numa universidade, em que tentava explicar como as técnicas podem ser aplicadas com o mínimo de esforço e com maior precisão se o conhecimento da 1ª, 2ª ou 3ª classe de sistemas de alavancas pudesse ser recordado aquando da aplicação das referidas técnicas. Notando um olhar vazio nos rostos dos alunos, pedi, de forma otimista e aventureira, que todos os alunos com conhecimentos básicos de física de nível GCSE levantassem a mão. No final da sessão de ensino, fui informado de forma inequívoca de que tinha confundido todo o grupo! Receio que a ausência destes conhecimentos básicos de física possa estar a minar os esforços para fazer avançar o nosso conhecimento científico e a explicar ainda mais a razão pela qual a nossa base de investigação atual está fortemente inclinada para estudos comparativos em vez de estudos de investigação para responder às perguntas "porquê", "como" e "o quê" em vez de "um determinado tratamento é mais ou menos eficaz do que qualquer outro". A física e/ou o conhecimento dos princípios biomecânicos do movimento melhorará a capacidade de "olhar e ver realmente" e de "ouvir e escutar realmente", sendo ambos a pedra angular de uma avaliação eficaz para estabelecer uma intervenção clínica. Poderá também dar início a um processo de encorajamento do pensamento independente e reduzir a dependência de "gurus" que inventam a próxima moda que parece ser uma boa ferramenta de marketing e que está destinada a causar mais confusão sem aumentar a nossa base de conhecimentos.

Capítulo 2 : Factores que podem afetar

a cinemática da coluna lombar

Pressão intra-abdominal

Não é possível avaliar o movimento do tronco e compreender o efeito de intervenções como os "Exercícios de esvaziamento abdominal" sem considerar a pressão no interior do próprio tronco ou os princípios biomecânicos com base nos quais os tecidos moles respondem a forças externas.

A pressão intra-abdominal (PIA) desempenha um papel significativo na estabilidade da coluna vertebral (Cholewicki at al., 1999; Janda e Valenta, 2000). Por conseguinte, é difícil isolar esta caraterística da atividade muscular habitualmente designada por "estabilidade do núcleo", devido à interdependência dos grupos musculares em causa.

Foi concebido um modelo matemático para prever os níveis de PIA e momento que ocorrem no segmento de movimento L4/5 durante tarefas funcionais (Janda e Valenta, 2000);

IAP=IAPo + 0,567735^ M [Pa]

(IAP0 - valor inicial da pressão intra-abdominal durante a posição de pé relaxada; M-momento produzido no segmento de movimento L4/5)

Foi demonstrado que a capacidade de gerar e regular a PIA está diretamente relacionada com os valores antropométricos, a lordose lombar e a inclinação pélvica durante a posição de pé relaxada (Youdas et al., 2000), sugerindo que a capacidade de desenvolver e manter a simetria lombar/pélvica é uma forma importante de atenuar a carga excessiva do tronco. No entanto, a pressão intra-abdominal não responde apenas a alterações na postura, mas também foi estabelecido que a PIA está diretamente relacionada com a atividade respiratória (Cholewicki et al., 1999; Hodges e Gandevia, 2000). A este respeito, portanto, pode não ser um conto da carochinha sugerir que quanto mais obeso for um indivíduo, maior será a dificuldade em manter o controlo do tronco através da PIA, fornecendo uma plataforma para o mantra "perder peso para prevenir a dor lombar". Existem provas que sugerem que pode não ser o efeito de carga do peso excessivo na coluna vertebral que causa os danos, mas sim a incapacidade de gerar/manter níveis suficientes de PIA durante o movimento funcional que predispõe a coluna vertebral a movimentos anormais em resposta a perturbações. É necessário trabalhar mais em termos clínicos para avaliar uma relação causal que sirva de base a um processo de tomada de decisão informado sobre a forma de fazer avançar este mantra e garantir que é direcionado para o subconjunto certo de indivíduos. Afinal, pode não ser do interesse do doente que lhe seja pedido para perder peso se não tiver clinicamente excesso de peso, só porque a apresentação clínica pode implicar que isso seja necessário.

Tal como referido anteriormente, não existe uma definição definitiva de estabilidade do tronco. No entanto, vários estudos descreveram a "instabilidade" como sendo um fenómeno resultante de cargas aplicadas que causam movimentos anormais de um segmento do movimento da coluna vertebral (Panjabi, 1994; Fritz et al., 1998; O'Sullivan, 2000; Alam, 2002). Os mecanismos subjacentes à manutenção da estabilidade da coluna vertebral também foram sugeridos como sendo a disposição tripartida entre os corpos vertebrais, o disco intervertebral e a articulação facetária que liga os corpos vertebrais adjacentes (Panjabi, 1994; Barr et al., 2005; Barr et al., 2007). Este facto parece ser esquecido na prática clínica, com uma visão demasiado estreita da causa do aparecimento da lombalgia inespecífica aplicada com base em processos de raciocínio clínico preconcebidos.

Tem havido muita controvérsia quanto às razões pelas quais a coluna vertebral pode tornar-se "instável", mas os exames radiológicos demonstram que os esporões de tração, o estreitamento do espaço do disco intervertebral, o colapso assimétrico do disco intervertebral, o desalinhamento das vértebras associadas com um deslizamento anormal e os movimentos de rotação da coluna vertebral durante a flexão e a extensão podem ser

provas de instabilidade (Alam, 2002). Historicamente, as técnicas de fisioterapia têm recorrido a exercícios terapêuticos específicos que podem ser referidos como exercícios de estabilidade para facilitar uma solução, mas trabalhos anteriores sugeriram que os exercícios de estabilização específicos não são eficazes na redução da dor e da incapacidade na lombalgia aguda, mas podem ser eficazes na redução da recorrência após um episódio (Ferrierra et al., 2006); uma premissa que pode ser a razão para a abundância de referências de "exercícios de fortalecimento das costas" por parte da comunidade médica. No entanto, estes exercícios específicos são considerados mais eficazes do que outras formas de intervenção ativa para a gestão da lombalgia crónica (May e Johnson, 2008).

Durante muito tempo, acreditou-se que a estabilidade do tronco depende de 3 subsistemas - sistemas de controlo passivo, ativo e neural (Panjabi, 1994; Fritz et al., 1998) (Fig. 10) e, na realidade, não existem novas provas que refutem esta suposição. O que deve ser considerado é a necessidade de "equilibrar" a eficácia de cada subsistema ao gerir a condição com a compreensão da interdependência de cada um dos subsistemas.

O subsistema passivo é constituído pelos discos intervertebrais, pelos ligamentos e pelas facetas (Fig. 10). Cada componente está estruturado para cumprir um objetivo específico. Por exemplo, o anel fibroso do disco intervertebral consiste numa disposição única de fibras numa orientação de +30 a -30 graus em lâminas adjacentes com o único objetivo de proporcionar estabilidade para contrariar o binário axial e a flexão lateral excessiva (Panjabi, 1994). Clinicamente, isto proporciona um conjunto interessante de comportamentos em resposta a lesões; as lesões do anel podem causar dor e desconforto numa única direção, enquanto a lesão do núcleo pulposo pode ser identificada por dor e desconforto durante movimentos multidireccionais (Panjabi, 1994).

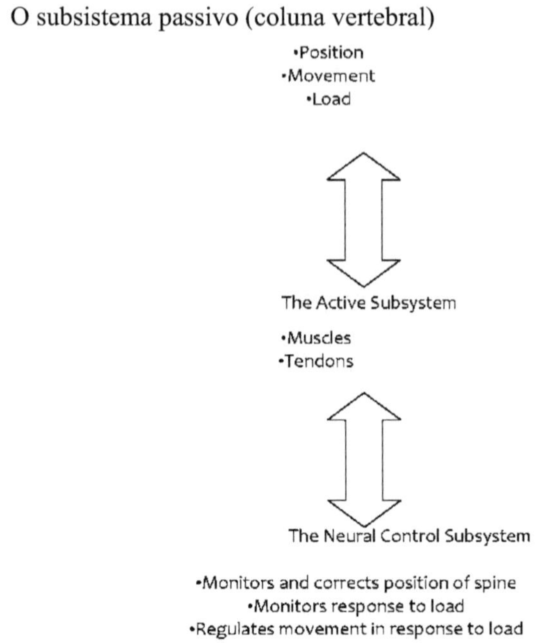

O subsistema passivo (coluna vertebral)

•Position
•Movement
•Load

The Active Subsystem

•Muscles
•Tendons

The Neural Control Subsystem

•Monitors and corrects position of spine
•Monitors response to load
•Regulates movement in response to load

Fig. 10: Subsistemas de estabilidade do tronco

Os ligamentos podem proporcionar estabilidade ao tronco, mas a sua eficiência depende do tamanho do ligamento em termos de comprimento e área da secção transversal, da sua localização a partir do centro de movimento do segmento e da direção do movimento que é suposto regular (Panjabi, 1994).

A hipertrofia das articulações facetárias causada pela degeneração da coluna vertebral através do processo natural de envelhecimento também é considerada uma causa de lombalgia (Panjabi, 1994) e foi demonstrado que a remoção de apenas uma articulação facetária num segmento expõe o segmento a uma instabilidade multidirecional significativa (Abumi et al., 1990).

Os músculos também são importantes para a estabilidade do tronco (Fig. 11) (Panjabi, 1994). A relação entre a carga fisiológica tolerável e a carga crítica que resultará no colapso da coluna vertebral é de aproximadamente 17:1 quando na posição flexionada de 20 graus (Nachemson e Morris, 1964; Crisco, 1989). Um ponto que vale a pena recordar quando se faz a história de um início agudo de dor lombar associado a uma atividade específica. Este tipo de "dano" pode ser evitado pelos músculos que apresentam características semelhantes às dos cabos de aço (Panjabi, 1994). Estas características biomecânicas são auxiliadas pela grande área de secção transversal dos músculos que rodeiam a região lombar e pelos seus grandes braços de alavanca (Panjabi, 1994). Os músculos do tronco produzem ou inibem o movimento, um processo que permite o controlo da coluna vertebral (Norris, 1995 [2]). Os músculos são agrupados como músculos globais responsáveis pelo movimento grosseiro da coluna vertebral ou músculos locais profundos responsáveis pelos ajustes segmentares necessários para manter a estabilidade do segmento local (Barr et al., 2005). No entanto, o exercício específico não é benéfico como tratamento da dor lombar na ausência de quaisquer sinais clínicos que sugiram instabilidade (Koumantakis et al., 2005; Ferriera et al., 2006). À primeira vista, isto parece contraditório, mas será que esta proposta se baseia num raciocínio clínico deficiente que ignora a correlação específica entre o subconjunto de doentes com lombalgia em que o doente se insere, o comportamento dos sintomas e o músculo-alvo escolhido para o tratamento? É algo que dá que pensar, especialmente quando os dados foram obtidos de indivíduos num ambiente estéril. O impacto da administração de exercício como tratamento pode, por conseguinte, ser misto. Por exemplo, os exercícios para o tratamento da lombalgia que utilizam os grandes músculos com grandes braços de alavanca, como os exercícios de extensão das costas em posição de decúbito ventral, podem provocar uma exacerbação dos sintomas em alguns doentes (Callaghan et al., 1998). Por conseguinte, podem não ser adequados se a origem da dor lombar for um núcleo pulposo que não tolera movimentos multidireccionais (Kanayama et al., 1995). O exercício acima mencionado também aumenta o stress sobre as articulações facetárias (Callaghan et al., 1998).

Os tendões são parte integrante do sistema muscular que actua na coluna lombar e são inacessíveis através de técnicas não invasivas. Têm uma composição estrutural semelhante à de outros tecidos moles e, como tal, apresentam propriedades viscoelásticas semelhantes em termos de tensão, deformação e fadiga, etc. (Watkins, 1999). O subsistema de controlo neural é responsável pelo controlo e regulação dos outros dois subsistemas (Fritz et al., 1998). O input neural é fornecido tanto pelo centro inferior da medula espinal através de circuitos reflexos como pelo cérebro, que tem a capacidade de anular as instruções da medula espinal (Fritz et al., 1998). Um controlo neuromuscular deficiente pode causar episódios recorrentes de lombalgia, mas não existem atualmente provas que sugiram que um controlo neuromuscular deficiente anteceda um primeiro episódio de lombalgia (Fritz et al., 1998). A falta de clareza neste ponto é muito frustrante porque, sem ela, não estamos mais perto de desenvolver medidas preventivas eficazes e, o que é mais importante, torna os exercícios/instruções de manuseamento e elevação bastante suspeitos e, de certa forma, expõe a sua limitação como método fiável utilizado pela indústria para demonstrar proactividade no local de trabalho, no que diz respeito à proteção do pessoal, etc. Pode também ser uma razão pela qual essa instrução é completamente inútil para algumas profissões, mesmo quando são utilizadas manipulações e elevações pesadas. Esta afirmação é apoiada pelo facto de se sugerir que as insuficiências neste subsistema podem reduzir a capacidade da coluna vertebral para antecipar o efeito da carga aplicada, tal como demonstrado pela atividade do músculo multífido e do músculo transverso do abdómen que precede os movimentos activos dos membros na ausência de dor lombar (Hodges e Richardson, 1996; Hodges e Richardson, 1997), mas as alterações a esta sequência de eventos são evidentes na dor lombar crónica (Barr et al., 2007). Por conseguinte, é possível diferenciar a dor e a incapacidade associadas à dor psicossomática ou à dor somatopsíquica, uma vez que estas últimas demonstram alterações na ativação de um ou de ambos os grupos musculares Transversus Abdominis e Multifidus (Hodges e Richardson, 1996; Hodges e Richardson, 1997).

Uma curva carga-deslocamento para movimentos de flexão-extensão do tronco (Fig. 11) demonstra as características biomecânicas do tronco em resposta à carga. Este diagrama será muito familiar a todos os terapeutas experientes com uma quilometragem clínica atrás de si e, na minha opinião, tem resistido ao teste do tempo.

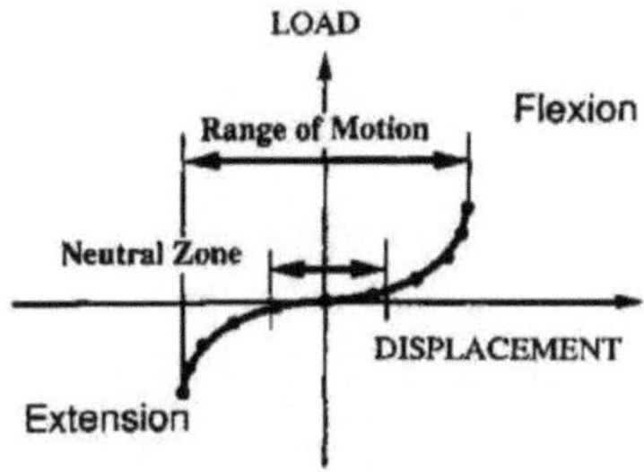

Fig. 11: Curva carga-deslocamento (de Panjabi, 1994)

A coluna vertebral é suficientemente flexível para responder a cargas baixas, mas enrijece perante cargas elevadas (Panjabi, 1994). Descobri que este simples facto tem sido largamente mal interpretado, sugerindo que "endurecer" é sinónimo de "rigidez", e tem sido uma fonte de irritação e frustração pessoal quando se diz aos clientes para "se prepararem", "endurecerem" ou manterem as "costas direitas" quando realizam tarefas. Quando confrontado com esta irritação, faço uma pergunta simples: se tivermos dois pequenos cilindros de igual comprimento e diâmetro, um feito de borracha e o outro de madeira ou de qualquer outro material semelhante, e se for aplicada uma carga axial que comprometa a integridade dos cilindros, qual deles se partiria primeiro? A resposta é óbvia! O "endurecimento" da coluna vertebral é demonstrado no diagrama por uma curva não linear que sugere duas áreas distintas de uma zona neutra onde o segmento está a fornecer muito pouca resistência e uma zona de amplitude de movimento real (Fig. 11). O ponto de vista reconhecido é que se a

Força

Quando a coluna vertebral é submetida a uma carga axial, a atividade de todos os componentes da coluna vertebral complementa-se mutuamente (Cripton et al., 2000). A sua resposta a esta carga, no entanto, varia de acordo com o tipo de tecido e a quantidade de força aplicada (Cripton et al., 2000). A estabilidade do segmento de movimento da coluna vertebral depende em parte do disco intervertebral (Critpton et al., 2000) e o núcleo pulposo desempenha um papel importante neste mecanismo (Nachemson, 1981).

A pressão dentro do núcleo pulposo é expressa em termos matemáticos como;

P (núcleo pulposo) = K (F (disco) /A (disco)) (nachemson, 1981) (F (disco) -

força vertical aplicada à DIV, A (disco) - área de superfície e K - coeficiente [entre 1,3 e 1,6])

A quantidade de pressão intradiscal é maior durante a flexão do tronco quando comparada com a flexão ou extensão lateral (Cripton et al., 2000). Esta resposta provoca mais dor no início da manhã do que nas últimas horas do dia, devido à natureza hidrofílica do material do disco (Giles e Singer, 1997; Boyling e Jull, 2004) e à perda gradual de fluido causada pelos efeitos da gravidade quando se está numa posição erecta. Esta é uma história conhecida de um determinado grupo etário de doentes que referem dores lombares inespecíficas e constitui a base de uma pergunta importante durante a anamnese. Infelizmente, já me deparei com alguns destes doentes a quem foram prescritos exercícios de estabilidade do tronco com ênfase no TrA e no MF e que pediram para os fazer logo de manhã! Não é de estranhar que estes doentes têm uma adesão muito baixa e apresentam uma fraca melhoria nos índices de dor e incapacidade.

A evidência anedótica sugere que a tração lombar tem sido utilizada há muitos anos para tratar a dor lombar causada por um aumento da pressão intradiscal. No entanto, o mecanismo pelo qual esta técnica funciona permanece sem fundamento, pois pensa-se que o efeito benéfico da técnica não dura mais de 30 minutos após a aplicação (Twomey, 1985). Isto não deve significar que a técnica deva ser descartada, mas questiono se é uma boa ideia confiar numa máquina de tração em vez da técnica manual hands-on como aplicação. Mesmo no caso de não compreendermos como funciona, o facto é que, em algumas circunstâncias, funciona. A aplicação manual pode ser eficaz em curtos períodos de aplicação para reduzir a dor aguda e persistente. O processo envolve a aplicação de carga axial para distrair os segmentos de movimento. A eficácia e o efeito global da tração lombar dependem de dois factores principais;

A posição do paciente para que a carga seja aplicada; com as ancas e os joelhos a 90 graus de flexão ou não. A primeira é descrita como a posição de Fowler e é considerada a mais efectiva (Lee e Evans, 2001).

O ângulo em que a carga é aplicada à coluna vertebral. Para um acoplamento efetivo de forças, este ângulo é de aproximadamente 18 graus (Colachis e Strohm, 1969).

A tração lombar é aplicada na posição de Fowler; deitado em posição de gancho com os joelhos apoiados em 90 graus de flexão, para produzir um cisalhamento anterior com flexão simultânea dos segmentos de movimento para aumentar o tamanho dos forames neurais (Lee e Evans, 2001). Há também uma redução da tensão na coluna posterior da coluna vertebral e nas fibras posteriores do anel fibroso (Lee e Evans, 2001).

A tração lombar também afecta as articulações facetárias (Ianuzzi et al., 2004). Devido ao ângulo em que se encontram e porque as articulações facetárias são articulações deslizantes, há uma tendência para a área de contacto entre as superfícies ser reduzida (Ianuzzi et al., 2004). Este efeito é limitado pela cápsula e pelos ligamentos associados (Ianuzzi et al., 2004), mas a força aplicada pode produzir uma tensão de cisalhamento entre as superfícies (Ogrodnik, 1997a; Watkins, 1999), que pode ser utilizada como um benefício clínico.

No entanto, a força de compressão provoca a contração da coluna vertebral em resultado da flexão ou, em menor grau, da rotação das vértebras (Wisleder et al., 2001). No entanto, existem apenas alguns casos em que ocorre uma verdadeira compressão (Wisleder et al., 2001), mas durante a aplicação da carga existe normalmente uma extensão entre L2 e L4 e uma flexão em L5 (Wisleder et al., 2001). Existe um cisalhamento anterior simultâneo a estes níveis com uma perda correspondente da lordose lombar (Lee e Evans, 2001). No entanto, o efeito líquido da compressão pode ser exagerado pelo binário, como demonstrado num estudo com a coluna cervical. Foi demonstrado que o torque afecta grosseiramente a resposta do tecido à carga axial porque a maioria dos danos ocorre nas placas terminais, uma vez que o corpo vertebral com as articulações facetárias permanece relativamente incólume, embora a estabilidade global do segmento de movimento esteja comprometida (Aultman et al., 2004).

Devido à tendência para os segmentos L2-4 se estenderem em resposta à carga compressiva (Wisleder et al., 2001), o momento de ativação do TrA e a influência do

TrA na lordose lombar é importante, um processo já demonstrado que sugere que o TrA é um "antecipador" das actividades de carga (Hodges e Richardson, 1996; Hodge e Richardson, 1997).

Tensão e deformação

Então, o que acontece realmente ao tronco quando este é sujeito a uma carga em qualquer direção? Sabemos o seguinte;

As forças directas ou indirectas aplicadas aos tecidos provocam tensão de tração, que é uma relação entre a força (*F*) aplicada e a área da secção transversal (*A*) da superfície à qual a carga é aplicada,

A tensão desenvolvida no tecido leva-o a mudar de forma ou a deformar-se. Esta alteração é normalmente representada por

uma alteração no seu (comprimento. A

razão entre a alteração do comprimento e o comprimento original é a tensão a que o tecido está sujeito.

Deformação = M/l

(Al - variação do comprimento; l - comprimento original antes da deformação)

O efeito da tensão ou da deformação nos tecidos pode ser demonstrado em tecidos vivos (Ogrodnik, 1997a, Whiting e Zernicke, 1998; Watkins, 1999). O tecido vivo, a coluna lombar por exemplo, é heterogéneo na sua natureza, consistindo em propriedades viscosas e elásticas. Por conseguinte, espera-se que um corpo vertebral e o disco intervertebral, bem como os outros componentes da coluna vertebral, respondam de uma forma particular à carga axial (Whiting e Zernicke, 1998; Watkins, 1999). O efeito da carga axial está diretamente relacionado com o período de tempo durante o qual a carga é aplicada (Ogrodnik, 1997a), porque a lei de Hooke sugere que quanto maior for o período de tempo durante o qual a carga é aplicada, maior é a probabilidade de a estrutura perder a sua propriedade elástica integral e voltar à sua forma normal/original, porque teria excedido o seu limite elástico (Ogrodnik, 1997a).

As flutuações de

temperatura também podem influenciar o desempenho dos tecidos, produzindo uma tensão térmica, como se pode demonstrar em materiais isotrópicos (Ogrodnik, 1997a).

Deformação térmica = Coeficiente térmico X AT
(AT - variação de temperatura)

A literatura é escassa no que respeita à descrição dos efeitos da tensão térmica nos tecidos do tronco. No entanto, este pode ser um componente de um mecanismo subjacente pelo qual a evidência anedótica pode sugerir a ocorrência de dor lombar relatada pelos doentes no ambiente clínico como sendo pior durante os meses de inverno e os Verões extremamente quentes. Os clínicos estão familiarizados com afirmações como "parece que sei quando chove" e "habituo-me às dores desde que me mantenha ocupado", etc. Mas o clínico experiente será capaz de detetar um padrão de comportamento dos sintomas que refuta estas percepções.

Deformação dos tecidos

O disco intervertebral, como parte do segmento de movimento, sofre a maior deformação durante a carga, perdendo aproximadamente 0,16 mm de altura e, quando é sujeito a uma carga axial de 500 N durante 15 minutos, a sua pressão interna diminui linearmente (Heuer et al., 2007). A carga causará inicialmente uma deformação anterior porque todo o processo de deformação depende do tempo (Little et al., 2004). Os efeitos a longo prazo da deformação são criados póstero-lateralmente, onde se pode demonstrar que é maior (Heuer et al., 2007). Isto sugere que o pressuposto histórico de que a dor lombar aguda e os sintomas radiculares associados comunicados após um incidente imediato podem não ser causados por danos directos no disco intervertebral, mas sim pela resposta imediata à carga nas articulações facetárias, à deformação do disco intervertebral e ao estreitamento dos forames neurais (Little et al., 2004).

Arrepio

A "fluência" é uma propriedade dependente do tempo, demonstrada pela deformação contínua do tecido após a cessação da aplicação da carga aplicada ao mesmo, antes de se verificar um regresso gradual a um estado normal, tal como se observa antes do ponto de rutura do tecido causado pela aplicação prolongada da carga (Fig. 12).

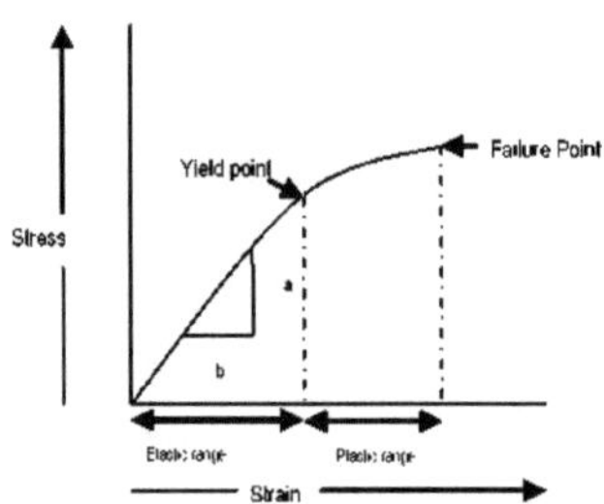

Fig. 12: Curva tensão-deformação (de Whiting e Zernicke, 1998b)

Existe uma relação linear entre a tensão e a deformação (Fig. 12) e os materiais homogéneos apresentam características que obedecem às leis da elasticidade ou lei de Hooke. A observação da lei de Hooke sugere que, quando uma carga é removida, o material será restaurado ao seu comprimento original. Esta resposta é um rácio do gradiente da curva tensão-deformação (a/b). Dentro deste intervalo, o material tem propriedades elásticas. Se a carga for removida no ponto de cedência ou para além deste, o material não regressa ao seu comprimento original, mas assume outra forma, demonstrando propriedades "plásticas ou não elásticas" (Watkins, 1999). Exceder o intervalo plástico, quando o material atinge a sua tolerância máxima, provoca uma falha (Watkins, 1999) e, quando aplicado no tronco, pode provocar dores lombares agudas.

A mudança forçada na forma do tecido é proporcional à carga aplicada; quanto maior a carga, maior a mudança na forma. Quando a carga é removida e se a deformação se mantiver dentro do intervalo elástico, a deformação inverter-se-á gradualmente até que a forma ou o comprimento normais sejam retomados (Watkins, 1999) (Fig. 13).

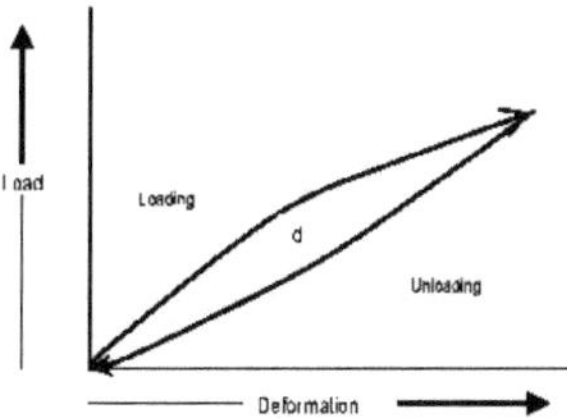

Fig. 13: Curva carga - deformação (de Whiting e Zernicke, 1998a)

A resposta de "deslizamento" demonstrada pela cápsula das articulações facetárias é particularmente significativa após uma flexão sustentada em L5/S1, sugerindo que a coluna vertebral é muito vulnerável após a realização de tarefas quando em flexão prolongada. Além disso, também sugere que essa dor lombar induzida responderá eficazmente ao repouso numa posição supina ou prona durante a qual a deformação é invertida. Foi sugerido que esta inversão pode demorar até 20 minutos (Little et al., 2004). Um ponto clínico importante aqui, pois significa que a intervenção externa nem sempre é a chave para um resultado bem sucedido e o clínico precisa de ser suficientemente corajoso para tomar esta decisão quando necessário, como demonstrado por um bom processo de raciocínio clínico.

A "fluência" é uma caraterística que pode ter um efeito prejudicial na estabilidade do segmento de movimento, especialmente quando os músculos responsáveis pela estabilidade durante a atividade funcional do tronco que envolve flexão sustentada ou repetida demonstram uma redução na atividade reflexiva (Gedalia et al., 1999; Solomonow et al., 2000; Williams et al., 2000; Claude et al., 2003; Lu et al., 2004). Por exemplo, se o Multifidus estiver envolvido, as alterações na atividade electromiográfica (EMG) do Multifidus quando as articulações facetárias adjacentes são estimuladas com uma corrente eléctrica (Little et al., 2004) demonstram um possível mecanismo para a perda de estabilidade do tronco.

Absorção de energia

À medida que o tecido sofre deformação, é absorvida alguma energia para proporcionar resistência à carga. Durante a fase de descarga, esta energia é libertada gradualmente e é recuperada uma forma tridimensional natural. A quantidade de energia libertada é igual à área entre as curvas, 'd' (fig. 13) (Whiting e Zernicke, 1998a; Watkins, 1999). Pode ser esta energia que é relatada como um aumento de temperatura durante a dor lombar e pode não ser a mesma que o aumento de temperatura e eritema associado observado durante uma avaliação objetiva com palpação ou durante um processo inflamatório. Há escassez na literatura para apoiar esta suposição, mas seria fascinante ver uma correlação.

Capítulo 3 :Estabilidade do tronco

Grenata e England (2006) investigaram a influência do ritmo e da direção do movimento durante a flexão e extensão do tronco no controlo da estabilidade dinâmica do tronco. Na sua opinião, a energia cinética e o seu papel na mobilidade do tronco ou no aparecimento de dor lombar não foram totalmente reconhecidos nos modelos biomecânicos (Granata e England, 2006). A energia cinética, descrita como a energia gerada pelo movimento, é importante porque tem de ser convertida/armazenada (Ogrodnik, 1997b) algures no tronco durante a atividade. Este processo pode envolver uma estratégia eficaz e eficiente que é facilitada pelos padrões de recrutamento muscular (Panjabi, 2003), possíveis alterações nos padrões de recrutamento muscular (Cholewicki et al., 1997; Thomas et al., 1998; Granata e Marras, 2000; Granata et al., 2005) e coordenação (McGill et al., 2003). A incapacidade do tronco para fazer isto e moderar a sua taxa de mudança pode contribuir para a predisposição da coluna lombar para lesões e para o aparecimento de dor lombar.

A estabilidade do tronco pode ser melhorada reduzindo o ritmo da atividade (Granata e England, 2006). Granata e England (2006) descrevem a estabilidade do tronco em termos do expoente de Lyapunov (Л MAX) ou estado de caos dentro do sistema e calculam-no usando a fórmula;

$$Y(t) = 1/Дt \qquad [\text{lndi } (t)]$$

O logaritmo médio da deslocação é [lndi *(t)]*, *di (t)* a distância entre os pontos mais próximos e *Y* (*t*) o espaço de estados reconstruído. É melhor descrito como o declive da linha de melhor ajuste criada pela equação (Fig. 14).

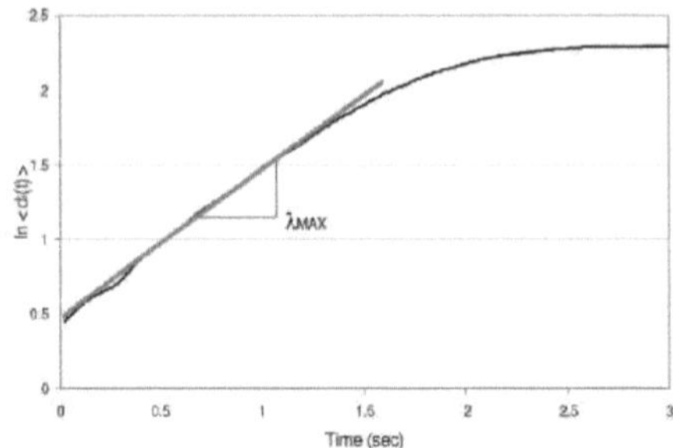

A análise de indivíduos sintomáticos e assintomáticos demonstrou que a estabilidade é maior quando o movimento é realizado de forma assimétrica (Fig. 15). Isto é demonstrado pelo expoente de Lyapunov (Л MAX), quanto maior o valor, mais instável é o movimento.

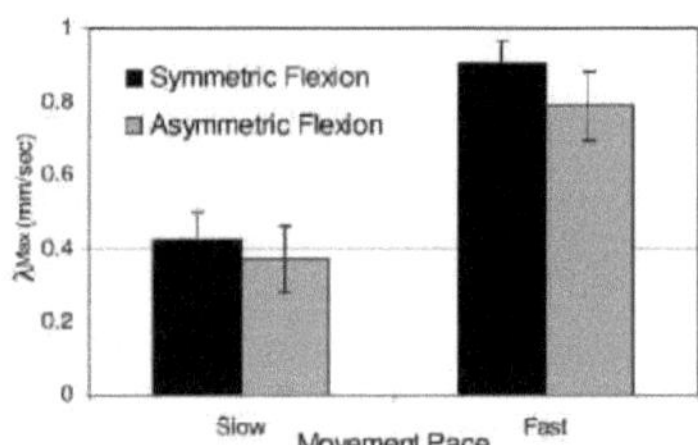

Uma flexão assimétrica rápida cria maior instabilidade do que uma flexão simétrica lenta (Fig. 15). A diferença na estabilidade entre movimentos lentos e rápidos demonstrou ser estatisticamente significativa (P<0,001) tanto no movimento simétrico como no assimétrico. Isto sugere, portanto, que o controlo neuromuscular da estabilidade dinâmica diminui significativamente com o aumento do ritmo. O aumento do impulso requer um aumento da atividade neuromuscular para atenuar a instabilidade cinemática, uma vez que o tronco demonstra alterações na velocidade e na aceleração (Dolan e Adams, 1993; Granata 54 |

e England, 2006). A modulação das forças musculares durante este processo requer o recrutamento de grandes unidades motoras com a correspondente limitação do controlo motor fino durante movimentos rápidos (Granata e England, 2006). Isto pode explicar porque é que movimentos assimétricos do tronco aparentemente mundanos, fáceis ou comuns podem causar o aparecimento de dor lombar, mas a probabilidade de aparecimento depende da velocidade a que a atividade é executada. Isto pode ainda explicar a evidência anedótica que sugere que a dor lombar ocorre frequentemente durante a execução de tarefas que foram previamente executadas com sucesso. Se os grupos musculares associados à "estabilidade do núcleo" estiverem principalmente envolvidos no controlo motor fino, é possível que a restauração desta função aumente a estabilidade alterando as características assimétricas do movimento.

A coluna lombar é responsável por cerca de 70% do movimento total do tronco durante os movimentos de flexão-extensão em tarefas de elevação em indivíduos saudáveis (Granata e Marras, 2000), mas a coordenação da importante relação de interdependência entre a pélvis e a coluna lombar (Young et al., 2000) durante essas tarefas não é linear (Granata e Marras, 2000). A quantidade de envolvimento da coluna lombar aumenta à medida que a magnitude da carga aumenta (Granata e Marras, 2000). Granata e Marras (2000) concluíram que o envolvimento da coluna lombar aumenta a ritmos mais lentos na execução de uma tarefa como a elevação, mas diminui a velocidades mais elevadas, sugerindo que há uma maior necessidade de envolver a pélvis para iniciar a componente de extensão da tarefa de elevação.

A relação lombo-pélvica descrita por Granata e Sandford (2000) está correlacionada com uma discussão anterior neste livro, segundo a qual a distorção do disco lombar começa na região lombar inferior durante a extensão (Kanayama et al., 1995). Os segmentos inferiores suportam mais tensão durante a parte mais vigorosa do processo - extensão a partir da flexão. A forma como este comportamento de movimento se correlaciona com a extensão observada nos segmentos lombares inferiores durante o início da flexão (Pollock et al., 2009) permanece pouco clara, mas explica por que razão os segmentos lombares inferiores são mais propensos a lesões do que os superiores durante as tarefas de elevação, enquanto os segmentos superiores estão mais envolvidos quando a tarefa envolve empurrar ou puxar

(Plouver et al., 2008), quando as forças de cisalhamento geradas pelos músculos oblíquos do tronco (músculos oblíquos externos e internos) são as principais responsáveis (Marras e Granata, 1995; Marras e Granata, 1997b).

Existe um processo de raciocínio clínico lógico para apoiar qualquer argumento que dê credibilidade à explicação de como os exercícios de estabilidade do core podem funcionar (Willardson et al., 2007b) (Fig. 16), que parece demonstrar os efeitos fisiológicos da neuromodulação do tronco e o papel da estabilidade neste processo. O mecanismo pelo qual os exercícios de estabilidade do core podem influenciar o processo pode ser através da capacidade de restaurar um equilíbrio na infiltração de gordura nos músculos Multifidus e Transversus Abdominis e o equilíbrio entre a atrofia das fibras musculares do tipo I e do tipo II (Hebert et al., 2010).

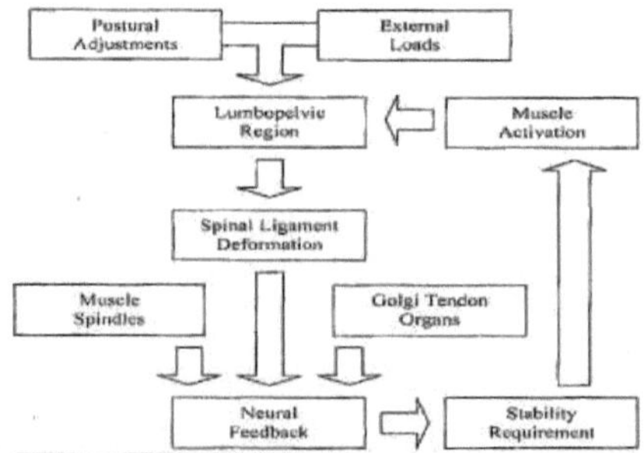

Um dos principais problemas históricos que impedem uma avaliação correcta da coluna lombar e a quantificação do grau de incapacidade causado por um início de dor lombar tem sido a ausência de qualquer ferramenta ou método reconhecido para fornecer essa informação. No entanto, começou a haver uma mudança fundamental nesta opinião com o desenvolvimento da opinião baseada em provas de que o desempenho funcional do tronco pode ser utilizado para fornecer a tão necessária quantificação da incapacidade causada pela lombalgia (Marras e Wongsam. 1986; Marras et al., 1993; Marras e Mirka, 1993; Marras et al., 2000) e a utilização de diferentes medidas de resultados tem sido utilizada para descrever este desempenho do tronco. Exemplos disso são os seguintes;

Cox et al. (2000) investigaram a correlação entre o auto-relato de dor lombar e as avaliações funcionais do tronco utilizando avaliações espinoscópicas e, além disso, o Quebec Back Pain Disability Questionnaire (QBPDQ) e a Escala Visual Analógica (VAS). O estudo conseguiu demonstrar que a velocidade do tronco e a amplitude de movimento são medidas altamente subjectivas e que era necessária uma medida melhor para demonstrar a disfunção da coluna vertebral e que é necessária uma medida mais robusta que seja independente da subjetividade ou influência do doente. O estudo (Cox et al., 2000) foi retrospetivo durante um período de 3 anos e envolveu 91 participantes encaminhados por médicos e companhias de seguros para uma avaliação da capacidade de trabalho, do resultado do tratamento após uma lesão ou cirurgia na coluna lombar e da função residual para um pedido de indemnização por incapacidade. Para participar neste estudo, os participantes só tinham de conseguir andar e ter um episódio de dor lombar inespecífica durante um período de 10 semanas para serem incluídos. Embora este critério de inclusão pouco rigoroso possa, de certa forma, constituir uma falha do estudo, pode ser desculpado porque não tinha como objetivo comparar o resultado da intervenção entre diferentes tipos de dores nas costas, sexo, idade ou qualquer outro método de classificação semelhante. A amplitude de movimento (ADM), a velocidade, a amplitude de lordose (ADL) e a estimativa do movimento inter-segmentar (EISM) foram observadas como medidas de resultado durante os movimentos de flexão-extensão e flexão lateral com a coluna vertebral carregada ou descarregada. A carga foi obtida através da aplicação de pesos incrementais e coube aos participantes determinar o nível de carga máxima. Este facto pode ser considerado uma fonte de enviesamento, mas não deixa de funcionar como um ponto de partida em conformidade com os objectivos do estudo. Os resultados sugerem que a confiança no feedback subjetivo para quantificar os níveis de incapacidade é incorrecta porque existe uma fraca correlação entre a dor e o desempenho do tronco. O estudo foi capaz de demonstrar que qualquer carga aplicada à coluna vertebral tem um efeito na interação entre a coordenação simples e complexa, encorajando o recrutamento muscular concomitante para lidar com o aumento dos níveis de tensão mecânica aplicada à coluna vertebral. Os autores, com razão, consideraram que este processo acrescenta um nível adicional de complexidade à coordenação da coluna vertebral durante os movimentos funcionais. No que diz respeito às outras medidas de resultado utilizadas, embora um questionário possa ser mais valioso na avaliação do estado afetivo causado pela dor lombar, não é muito útil para avaliar a função biomecânica. Por conseguinte, é possível afirmar que a procura de uma correlação entre estes tipos de resultados é suspeita e suscetível de debate. Acredita-se que existe uma forte ligação entre a velocidade (taxa de variação do deslocamento) e a autoavaliação subjectiva (Cox et al., 2000), mas mesmo que isto seja verdade, não é claro se a taxa de variação da velocidade ou da aceleração durante um movimento funcional pode ser influenciada pela avaliação subjectiva da capacidade de realizar esse movimento funcional. Este conceito foi testado e ensaiado (Aluko et al., 2011). Uma das observações foi que a aceleração do tronco diminuiu nos participantes com dor lombar em comparação com os seus co-participantes "saudáveis" e que esta redução poderia ser explicada pela incapacidade deste grupo de indivíduos de coordenar uma co-contração muscular eficaz do tronco para facilitar o movimento; um processo previamente descrito (McGill et al., 2003). Também se pode sugerir que os participantes "saudáveis" podem desenvolver processos de aprendizagem sob os procedimentos de teste prevalecentes que o grupo de dor lombar não pode. Trata-se de uma perspetiva interessante porque, pela primeira vez, podemos ter um trampolim para o desenvolvimento de um procedimento de teste que não só confirme a presença ou ausência de um episódio de lombalgia, mas também um meio de a quantificar em tempo real. Embora ainda haja muito trabalho a fazer neste domínio, creio que o tempo está a passar para os malingerers!

Podem ser necessários movimentos de ajuste subtis repetidos para completar uma tarefa pré-meditada num único plano com velocidade tolerada e pode ser através deste mecanismo que os exercícios de estabilidade do tronco são capazes de proporcionar estabilidade ao tronco. Os doentes com dor lombar realizam movimentos mais lentos do que os saudáveis (Marras et al., 1999) e pode ser a incapacidade de realizar ajustamentos subtis durante o movimento funcional grosseiro do tronco que pode desempenhar um papel significativo na predisposição para o aparecimento de dor lombar aguda. Esta pode ser uma via pela qual episódios repetidos de dor lombar são observados na clínica e, após um primeiro episódio de dor lombar, há uma alta probabilidade de episódios repetidos. Poderá isto dever-se ao facto de o tratamento ser uma abordagem demasiado unidirecional, independentemente da forma que assuma, ou de o tratamento ser incompleto e de, uma vez atingidas as expectativas subjectivas e não mensuráveis em termos de resultados, não existir um teste clínico para determinar a sua robustez?

De qualquer forma, o desempenho funcional do tronco é um indicador realista da recuperação da dor lombar (Marras e Wongsam, 1986; Marras et al., 1993; Marras e Mirka, 1993; Marras et al. 1999; Marras et al., 2000). O curso natural da recuperação da dor lombar e a quantificação da recuperação dependem da medida do resultado observado (Ferguson et al., 2000) e é este ponto crucial que parece ter-se perdido nos pormenores, tanto por parte dos clínicos como dos académicos. Nos cuidados primários e secundários, nós, clínicos, não conseguimos efetuar uma avaliação adequada dos doentes que nos são apresentados. Sim, pode haver restrições orçamentais e/ou de tempo, mas a falsa economia nunca ganhou o dia. Este facto, aliado ao medo de desafiar os doentes com problemas de saúde ou os que estão preocupados, não tem outro objetivo senão negar o acesso e o tempo àqueles que realmente precisam de intervenção, administrando o tipo certo de intervenção e garantindo a eficácia de qualquer método escolhido.

As medidas cinemáticas de desempenho funcional são as mais sensíveis à melhoria após a intervenção de um início de dor lombar, particularmente durante as fases posteriores da recuperação (Ferguson et al., 2000). Também já sabemos que a recorrência da dor lombar pode ser causada por um intervalo de tempo entre a resolução dos sintomas relatados e a obtenção de um desempenho funcional completo que pode causar erros no controlo motor (Panjabi, 2003) e é este atraso que também pode ser parte integrante da proposta anteriormente mencionada sobre o mecanismo que pode ser significativo como uma causa potencial de recorrência da dor lombar muito tempo após um incidente inicial. Mas este atraso pode sustentar a eficácia dos exercícios de estabilidade do core para subgrupos de indivíduos com sintomas de lombalgia e pode ser a razão pela qual alguns estudos não dão qualquer crédito a este tipo de exercícios como um método válido de tratamento da lombalgia.

O monitor de movimento lombar foi utilizado por Ferguson et al. para avaliar o desempenho funcional. Para tal, incorporaram os conhecimentos existentes na literatura pré-publicada para registar os valores durante os movimentos de flexão-extensão do tronco, enquanto este era posicionado em diferentes graus de rotação para a esquerda e para a direita (0, 15, 30 graus). Sabe-se que a realização de tarefas do tronco em diferentes graus de rotação proporciona níveis graduais de dificuldade que requerem diferentes níveis de coordenação motora (McGill et al., 2003) e alterações nos padrões de recrutamento muscular (Cholwicki et al., 1997; Thomas et al., 1998; Granata e Marras, 2000; Granata et al., 2005). A praticidade de empregar este método estabelecido foi questionada e um protocolo revisto para avaliação funcional usando o movimento na posição neutra dentro do plano sagital sem rotação foi posteriormente descrito (Ferguson e Marras, 2004) e considerado igualmente válido e, portanto, pode ser considerado um protocolo de avaliação mais prático para exportar para o ambiente clínico.

Ferguson et al. (2000) utilizaram uma probabilidade de desempenho funcional para os participantes no estudo, normalizando os dados em função da idade e do género, e utilizaram um modelo existente que distingue entre doentes assintomáticos e sintomáticos (Marras et al., 1999) para interpretar os resultados. No entanto, o sistema de feedback visual e oscilatório utilizado durante os testes de desempenho funcional tinha semelhanças com o estudo realizado por Cox et al. (2000), o que pode ter introduzido um elemento de subjetividade e enviesamento devido à dependência da cooperação total dos participantes e à vontade de realizar os testes da melhor forma possível. No entanto, há um pressuposto de que todos os episódios de dor lombar relatados pelos participantes eram de natureza semelhante e tinham a mesma influência nas características do movimento que estavam a ser avaliadas. Devemos ser cautelosos a este respeito, porque sabemos que as alterações no movimento anatómico causadas por alterações biomecânicas nas estruturas podem não ser idênticas, quer na sua natureza quer no seu âmbito. Mas o que pode ser possível é a capacidade dos participantes envolvidos no estudo de influenciar o seu movimento do tronco e já foi sugerido que a velocidade e a amplitude de movimento são subjectivas (Cox et al., 2000). No entanto, o resultado líquido dessas alterações biomecânicas pode ser o mecanismo pelo qual a gravidade, a irritabilidade e a natureza da dor lombar, que desempenha um papel significativo na função do tronco, podem ser influenciadas (Petty, 2006).

Isto sugere, portanto, que uma melhor medida objetiva do desempenho do tronco consiste em avaliar uma componente objetiva do desempenho do tronco e, possivelmente, utilizá-la para avaliar o que a estabilidade do núcleo pode ou não pretender alcançar.

Aceleração da bagageira

A capacidade de o tronco mudar rapidamente de direção pode ser importante para a prevenção de traumas estruturais. Isto é particularmente pertinente quando se sugere que a carga súbita ou imprevisível do tronco é uma causa comum de dor lombar (MacDonald et al., 2010) e que, após a remissão dos sintomas associados, a atividade do músculo multífido pode permanecer subjugada (MacDonald et al., 2010).

Actividades como o remo requerem uma mudança rápida na direção do tronco. Uma análise da coluna vertebral durante esta atividade demonstrou que os segmentos lombares inferiores se movem em extensão tão rapidamente quanto possível para evitar uma posição de flexão máxima durante a produção de força máxima durante a fase de remada (Pollock et al., 2009). Acredita-se que este mecanismo é iniciado e executado pelos músculos extensores do tronco (Pollock et al., 2009). A velocidade como medida de resultado foi observada numa investigação sobre a ativação muscular e a cinemática do tronco durante o remo; doze participantes realizaram uma simulação de corrida normalizada de 2000 m num ergómetro. Os dados foram recolhidos durante 30 segundos em parciais de 250m. Os participantes foram recrutados independentemente do estado ou história de lesão anterior (três tinham uma lesão anterior no tronco envolvendo fracturas de costelas, três tinham uma história de dor lombar). No entanto, no momento do teste, todos os participantes declararam ser saudáveis, sem lesões que afectassem o seu treino. No entanto, é importante lembrar que já sabemos que o efeito de uma lesão anterior pode ter deixado erros residuais no controlo motor (Panjabi, 1994; Panjabi 2003) e possíveis alterações nos padrões de recrutamento muscular (Cholewicki et al., 1997; Granata e Marras, 2000; Granata et al., 2005; Thomas et al., 2008). Considero isto porque, na minha opinião, não estamos numa fase em que possamos classificar o estado da dor lombar de acordo com uma compreensão inequívoca dos mecanismos reais subjacentes ao aparecimento da dor lombar como sintoma. Basta dizer que a utilização de uma mistura de diferentes métodos de treino também pode ter tido influência na coordenação muscular (McGill et al., 2003) e que diferentes tipos de remo requerem diferentes padrões de recrutamento muscular e, portanto, diferentes níveis de atividade muscular (Cholewicki et al., 1997; Thomas et al., 1998; Granata e Marras, 2000; Granata et al., 2005).

Pollock et al. observaram a velocidade angular da coluna vertebral utilizando um sistema de captura de movimentos. As medidas foram calculadas por diferenciação e os dados analisados através de um programa de software personalizado. Embora a ação de remar seja executada numa posição sentada, a direção, o alcance e a posição final da flexão espelham de perto a posição fletida atingida durante os movimentos de flexionextensão no plano sagital quando se está de pé a partir da posição sentada, um movimento funcional que todos nós experimentamos diariamente em várias ocasiões e é por esta razão que o estudo de Pollock et al. é discutido neste segmento do presente texto neste contexto e fornece uma perspetiva interessante dos movimentos complexos que ocorrem na coluna vertebral para conseguir o movimento funcional grosseiro do tronco que todos nós tomamos como garantido.

Já sabemos que a mobilidade segmentar relativa da coluna lombar aumenta sequencialmente das secções superiores para as inferiores da coluna lombar com a maior quantidade de movimento ocorrendo em L4/5 (Kulig et al., 2007). O movimento de extensão segmentar durante as fases iniciais de flexão (Pollock et al., 2009) ocorre, portanto, simultaneamente à flexão nos segmentos superiores da coluna vertebral. Este mecanismo pode ter uma influência na quantidade de deformação estrutural da coluna lombar e pode oferecer uma explicação para o facto de, durante a flexão, a deformação dos discos intervertebrais inferiores ocorrer antes da dos discos superiores e, durante a extensão a partir da posição neutra, a deformação ocorrer principalmente em L5/S1 (Kanayama et al., 1995). Estes factos são sinónimos da apresentação clínica dos doentes que se apresentam na clínica com episódios de dor lombar inespecífica.

O remo é um desporto que submete o tronco a movimentos semelhantes aos movimentos funcionais do dia a dia, embora com repetições concentradas durante um curto período e exposição do tronco a cargas extremas. Compreender os mecanismos pelos quais as lesões são evitadas durante este desporto pode, portanto, fornecer uma visão do mecanismo pelo qual o tronco lida com cargas extremas. Durante o remo, os segmentos lombares inferiores são movidos em extensão pela atividade muscular extensora rapidamente para evitar uma posição de flexão máxima durante a produção de força máxima, com a maior parte do movimento de extensão a ocorrer entre L3 e S1 (Pollock et al., 2009). No entanto, o movimento relativo da pélvis em relação ao tronco também é importante neste processo, porque o pico da velocidade angular pélvica ocorre no início da coactivação (Pollock et al., 2009) e é uma área frequentemente omitida numa avaliação da dor lombar por clínicos inexperientes ou com uma visão muito restritiva ou estreita do comportamento dos sintomas.

O início da co-ativação é o período entre o início do primeiro músculo flexor e o fim da última explosão do músculo extensor (Pollock et al., 2009). Esta caraterística do movimento, se reproduzida durante os movimentos de flexão-extensão do tronco, pode sugerir a necessidade de estabelecer e manter uma capacidade de iniciar e manter a sinergia entre as estruturas lombares e pélvicas em resposta a alterações na posição do tronco. Por outras palavras, responder à perturbação do tronco como descrito anteriormente por Reeves et al. (2007). A coordenação dos extensores da coluna vertebral e da pélvis e o pico da velocidade angular de extensão muito cedo no ciclo, antes do pico de carga após a fase de "captura" da remada, pode ser uma estratégia eficaz para estabilizar a coluna vertebral (Pollock et al., 2009).

Já mencionámos anteriormente o papel do sacro e a sua relação com a coluna lombar e, consequentemente, com a dinâmica do tronco. A posição relativa dos ossos inominados do sacro no plano sagital tem influência não só no tamanho da lordose lombar, mas também na causa da disfunção lombar (Young et al., 2000). Foi demonstrado que a lordose lombar aumenta com o aumento da inclinação anterior da pélvis e diminui quando a pélvis é inclinada posteriormente (Young et al., 2000). A posição de remada no início de cada remada posiciona a coluna lombar numa lordose mínima. A lordose aumenta à medida que o tronco se estende em direção ao ponto de pico de força e velocidade máxima, como descrito anteriormente. Esta relação é observada em várias posturas da coluna vertebral durante a posição sentada e de pé (Knutson, 2002; Al-Eisa et al., 2006).

Pollock et al. (2009), tal como todos os estudos anteriores de Cox et al. (2000) e Ferguson et al. (2000), introduziram um certo grau de subjetividade no método ao utilizarem um aquecimento autodirigido e, por conseguinte, um certo grau de inconsistência e parcialidade no método. No entanto, estas falhas não prejudicam a compreensão do desempenho da coluna lombar e do tronco durante a amplitude de movimento em discussão, independentemente da possível distorção dos dados.

A dor lombar produz menos movimento, independentemente da velocidade a que o teste é efectuado (McGregor e Hughes, 2000). Por conseguinte, isto sugere que, durante uma avaliação objetiva de rotina num ambiente clínico, a amplitude de movimento real medida e a velocidade a que é atingida podem não ser indicativas de incapacidade ou sugestivas de mecanismos anormais subjacentes (Cox et al., 2000) e, por conseguinte, levanta a questão de saber por que razão continuamos a utilizar esta imagem instantânea de uma avaliação para sustentar o nosso processo de raciocínio clínico e, na pior das hipóteses, decidir se um doente está a fingir ou não. No entanto, por outro lado, a velocidade de flexão do tronco não influencia a amplitude atingida em doentes sintomáticos ou assintomáticos, mas a velocidade de extensão é maior nos participantes assintomáticos, produzindo maiores amplitudes de extensão (McGregor e Hughes, 2000), pelo que é discutível sugerir que esta constitui uma medida melhor e mais fiável para as circunstâncias acima mencionadas. Outra questão a levantar é que, em vez de "encorajar" ou "motivar" os doentes a realizar uma tarefa durante uma avaliação utilizando pistas verbais, talvez o processo de avaliação cinemática do tronco seja realizado à velocidade preferida dos participantes (McGregor e Hughes, 2000).

Há algumas observações a fazer sobre o estudo de McGregor e Hughes; em primeiro lugar, a diferença nas velocidades de subida e descida entre os grupos assintomáticos e sintomáticos observada pode ter resultado da diferente faixa etária dos participantes nos respectivos grupos. Os participantes com dor lombar eram mais velhos.

Além disso, a taxa de amostragem de dados de 10 Hz utilizada por McGregor e Hughes é muito menor do que a taxa de amostragem entre 40 e 120 Hz utilizada na maioria dos estudos actuais que investigam a cinemática do tronco (Marras et al., 2000; Ferguson et al., 2000; Granata e Marras, 2000; Giorcelli et al., 2001; Stodden et al., 2008). McGregor e Hughes (2000) argumentaram que isto era adequado para avaliar o movimento planar simples, mas as provas para apoiar esta afirmação não são claramente apresentadas no trabalho, mas é comummente aceite que poderiam ter sido perdidas informações importantes; quanto maior for a taxa de amostragem, mais sensível é o procedimento e, por conseguinte, mais fiáveis são os dados recolhidos. A autenticidade dos dados recolhidos pode ser melhorada ao nível da conversão dos sinais analógicos para a forma digital. Isto pode ser conseguido se a amostragem respeitar o teorema de Nyquist-Shannon, segundo o qual a taxa de amostragem deve ser superior ao dobro da frequência máxima do sinal que está a ser amostrado (Shannon, 1998).

Um estudo experimental cruzado efectuado por Giorcelli et al., 2001, investigou os efeitos da utilização de um cinto na cinemática do tronco. Foi efectuada uma comparação entre a elevação de duas caixas de tamanhos diferentes do nível do chão até uma altura de 79 cm e 60 graus à direita de uma posição inicial neutra. Partiu-se da hipótese de que este exercício era semelhante ao empilhamento de prateleiras, mais uma vez uma função lombar e de tronco regular que pode causar o aparecimento de dores lombares não específicas. Verificaram que a flexão sagital máxima e a velocidade máxima durante os movimentos de flexão e extensão do tronco podem ser reduzidas quando se usa um cinto ao levantar ambas as caixas e que uma redução significativa da flexão do lado direito e da rotação do lado esquerdo só foi demonstrada ao levantar a caixa grande. Além disso, estes parâmetros só se tornam significativos quando o tronco começa a funcionar com uma assimetria crescente causada pelo aumento da carga. Não é claro se as mesmas características demonstradas neste estudo, utilizando participantes assintomáticos, serão replicadas com um movimento funcional simétrico como a flexionextensão. Quando estas conclusões são analisadas mais de perto, é possível extrapolar que respostas semelhantes produzidas pelo cinto podem ser replicadas pelos músculos abdominais oblíquo interno (IO) e oblíquo externo (EO) do tronco. Em indivíduos saudáveis, a perda de eficiência através de padrões de recrutamento muscular (McGill et al., 2003) e o efeito de uma carga crescente (através de repetições ou do peso real) podem causar aumentos descontrolados de flexão, rotação, flexão lateral ou várias combinações de movimentos normalmente associados a discos intervertebrais problemáticos, com possível compromisso da sua estrutura anatómica (Holm, 1996). Sabemos que a co-ativação dos músculos oblíquos internos e externos está ativamente envolvida na manutenção da estabilidade do tronco (Granata e Marras, 1993), mas também é possível que o papel destes músculos não seja significativo nos movimentos sagitais da coluna vertebral (Granata e England, 2006). Ainda não é claro se isto é de facto verdade, dadas as possíveis semelhanças funcionais com um cinto, como descrito anteriormente, e é necessário mais trabalho para esclarecer isto com certeza, mas é interessante pensar que é possível que os exercícios de estabilidade do núcleo, melhorando a integridade dos músculos oblíquos, possam ajudar a restaurar as características cinemáticas do tronco para um nível aceitável em que são obrigados a funcionar para garantir a estabilidade do tronco.

Outro conceito é o de que os músculos Transversus Abdominis e Multifidus são frequentemente referidos pelos expoentes do conceito em discussão pelos clínicos como os músculos que requerem uma melhoria da função após o início da dor lombar e cuja ausência pode causar uma incapacidade funcional precoce, considerando-se que tanto o Transversus Abdominis como o Multifidus trabalham em conjunto para proporcionar estabilidade ao tronco através dos seus efeitos na pressão intra-abdominal e na rigidez segmentar lombar, respetivamente (Hides et al., 2011). Ambos os conceitos parecem ter credibilidade, mas há uma questão de saber se cada um deles pode, de facto, ser considerado isoladamente um do outro.

Capítulo 4: Ferramentas de diagnóstico históricas

O diagnóstico da gestão de episódios de lombalgia tem dependido historicamente de diagnósticos médicos que visualizam uma imagem instantânea da estrutura em tempo real; anteriormente em 2-D, mas cada vez mais em 3-D. O problema de confiar nestes testes é que não foram concebidos para a avaliação de doenças como a lombalgia inespecífica, ou seja, não conseguem "captar" os mecanismos reais através dos quais a coluna vertebral é exposta ao stress e à tensão com o aparecimento inevitável de dor e desconforto. As aplicações de diagnóstico podem ser úteis quando podem complementar uma história objetiva. Existem diferentes instrumentos de diagnóstico para a dor lombar, cada um com as suas vantagens e desvantagens (Patel, 2004);

Radiografias:

São simples, económicas, rápidas e eficientes e são úteis para o diagnóstico de espondilolistese, fracturas de compressão, (des)alinhamento da coluna vertebral e análise da curvatura, mas as medidas de resultados são menos fiáveis, são unidimensionais e o diagnóstico definitivo a partir da imagem pode ser ilusório.

Tomografia computorizada (TC):

São bons para análises de tecidos moles ou fluidos e, por conseguinte, úteis para a avaliação de deficiências do canal espinal, estenose neuroforaminal, protusões discais lombares, extrusões, sequestros e artropatias, tais como disfunções das articulações facetárias, mas demonstraram ser pouco úteis para a avaliação de complicações pós-operatórias, para a diferenciação dos planos dos tecidos moles visualizados e para alterações degenerativas precoces nas articulações.

Imagiologia por Ressonância Magnética (MRI):

Podem fornecer uma definição clara das estruturas que estão a ser visualizadas com a aplicação de níveis muito baixos de radiação e são

O exame é, portanto, útil para a avaliação de deficiências do disco lombar, tecido neural, diferenciação de tecidos moles e compressão da medula espinal. No entanto, o ambiente para a realização dos testes é muito intimidante.

Tomografia Computorizada de Emissão de Fotão Único (SPECT):

São eficazes na deteção de anomalias ósseas com elevados níveis de precisão. Por conseguinte, são úteis para a avaliação de espondilodiscite, lesões metásticas, fracturas vertebrais, doença degenerativa, espondilose e oateoartrite das articulações facetárias, mas o seu papel no diagnóstico por imagem é ainda considerado controverso

Discografia:

Estas imagens são localizadas e podem fornecer um diagnóstico preciso, sendo uma boa opção para as disfunções discais. No entanto, o procedimento é provocatório, só pode ser efectuado por médicos especializados e os exames podem ter alguns efeitos secundários.

Historicamente, a primeira ferramenta de escolha para investigar um início de dor lombar é o raio X, que pode identificar problemas associados a alterações na densidade óssea, como a osteoporose (Fig. 17) (Yu, 2001).

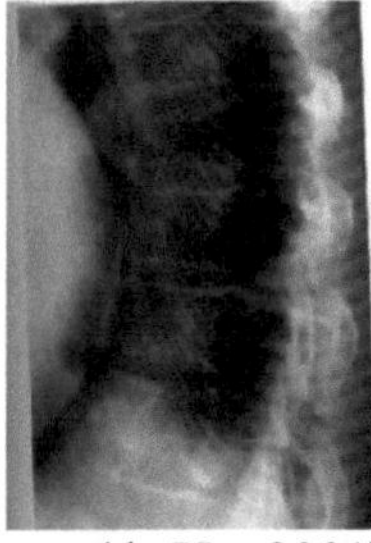

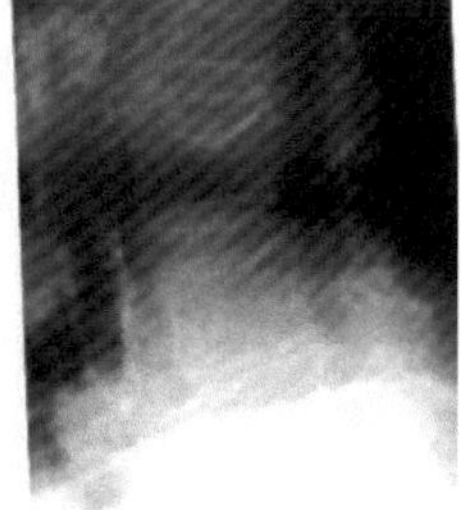

Fig. 17: Osteoporose (de Yu, 2001)

As alterações nas relações estruturais posicionais também podem ser investigadas (Yu, 2001), por exemplo, a espondilolitíase quando um corpo vertebral migrou para a frente em relação a um corpo vertebral adjacente (Fig. 18).

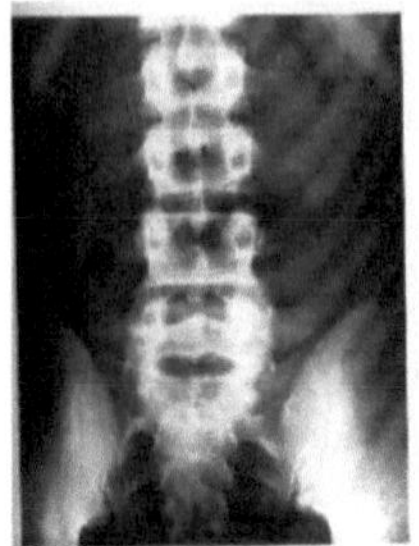 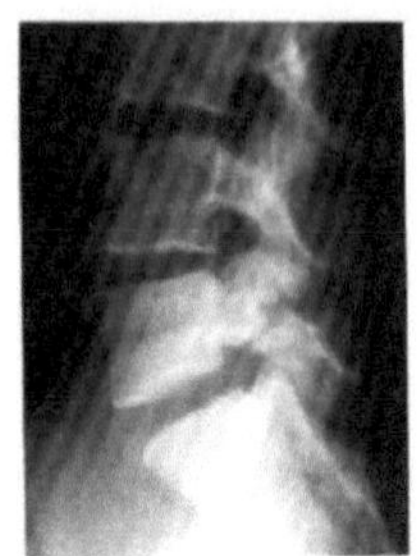

A utilidade desta ferramenta de diagnóstico não é clara devido à relação entre o bem-estar psicológico subjetivo do doente e qualquer pedido subsequente de imagiologia (Lurie, 2005); quanto maior for o desconforto, maior é a possibilidade de um pedido de radiografia. No entanto, apesar de existirem provas que sugerem elevados níveis de satisfação neste grupo de doentes, verifica-se um prolongamento dos cuidados e uma maior incapacidade relatada três meses após o início da doença (Lurie, 2005). Os pedidos inadequados de radiografias podem também resultar num risco acrescido de efeitos secundários induzidos pela radiação (van den Bosch et al., 2004). 66% das pessoas com mais de 55 anos de idade apresentam alterações degenerativas, pelo que a utilização de raios X é frequentemente injustificada (van den Bosch et al., 2004). A utilização de imagens de raios X para dores lombares agudas inespecíficas é, por conseguinte, discutível e estão a ser feitos esforços primários nos cuidados primários para reconsiderar esta via.

Tomografia computorizada (TAC)

As tomografias computorizadas fornecem muito mais pormenores do que os raios X, analisando os tecidos moles e a massa óssea (Semelka et al., 2007). No entanto, é o maior contribuinte de

A tomografia computorizada pode ser utilizada para identificar a eficácia da fusão póstero-lateral da coluna vertebral, mas a sua utilização demonstrou a sua eficácia na previsão da presença de uma eventual não-união deste aspeto da coluna vertebral (Carreon et al., 2007). A tomografia computorizada pode, portanto, ser vantajosa quando se suspeita que um episódio de dor lombar possa envolver um processo inflamatório.

Imagiologia de Ressonância Magnética (MRI)

A RM é considerada a ferramenta de diagnóstico padrão-ouro devido aos baixos níveis de radiação emitidos e à capacidade de distinguir tanto os tecidos moles como a massa óssea (Patel, 2004). No entanto, a RM tem limitações (Carragee et al., 2006). A RM não pode fornecer provas que sugiram que as alterações observadas são responsáveis pelos sintomas relatados e um exame efectuado antes de 12 semanas após o início da doença não é fiável porque não podem ser observadas alterações estruturais antes desse período de tempo (Carragee et al., 2006).

Capítulo 5: A dor

Para compreender a dor lombar como um sintoma, é importante compreender o papel que o tecido muscular desempenha em todos os mecanismos concebidos para responder a estímulos.

A actina e a miosina são as duas principais proteínas responsáveis pelas propriedades contrácteis do músculo esquelético e constituem cerca de 80% de todas as proteínas que nele se encontram (Jones e Round, 1990). Uma secção longitudinal da unidade contrátil mais pequena, conhecida como miofibrila, pode ser vista ao microscópio como uma disposição de bandas claras e escuras (Fig. 19).

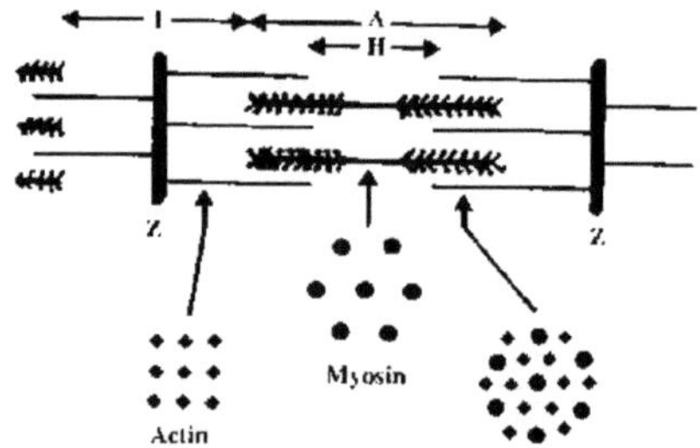

Durante a contração muscular, a polimerização da actina dá-lhe uma aparência de dupla hélice; durante a qual o trifosfato de adenosina (ATP) se divide e se liga ao bifosfato de adenosina (ADP) (Jones e Round, 1990).

A tropomisina, que é também uma estrutura de dupla hélice, encontra-se em cada 7 subunidades da actina. A sua principal função é impedir o contacto entre a actina e a miosina até que o movimento as aproxime, quando o cálcio se liga à troponina C, um constituinte de três proteínas mais pequenas (troponina I, C e T) que também se encontram no músculo.

Os filamentos de actina unem-se para formar a linha z e a distância entre as linhas z é conhecida como sarcómero, cujo comprimento muda durante a contração muscular. O processo de ligação da actina e da miosina envolve o deslizamento dos filamentos de actina entre os filamentos de miosina. Este mecanismo é historicamente referido como a "teoria do deslizamento" da contração muscular (Jones e Round,

1990).

A unidade funcional do músculo esquelético é a unidade motora (Jones e Round, 1990; Watkins, 1999). Cada unidade motora é composta por um neurónio motor, o seu axónio e todos os seus ramos e as fibras musculares que lhes estão ligadas (Fig. 20). Os ramos podem provir de um neurónio motor Aa ou de um neurónio motor AB. Uma contração é precipitada quando um potencial de ação provocado pelo neurónio motor é transmitido ao longo do axónio e dos seus ramos para atingir a junção neuromuscular ou a placa terminal para produzir uma resposta muscular (Jones e Round, 1990; Watkins, 1999).

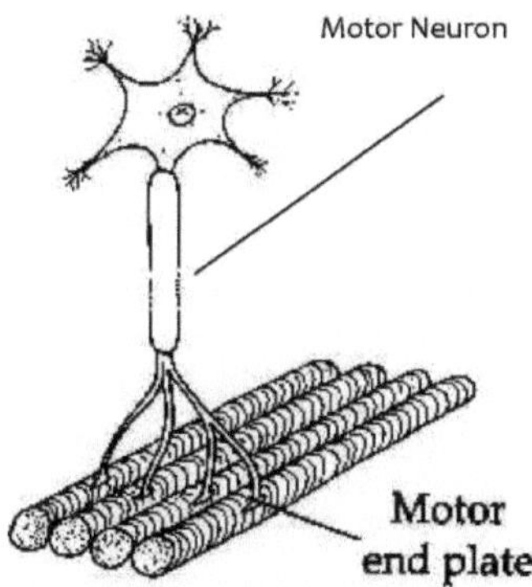

Fig. 20: A unidade motora (de Watkins, 1999)

Se o potencial de ação for suficientemente grande e/ou prolongado, as contracções individuais combinam-se para formar uma contração e existem três tipos de unidades motoras, cada uma com propriedades únicas que podem ser activadas por estímulos (Watkins, 1999);

1. Contração lenta: Caracterizadas como fibras de tipo 1 com um baixo limiar de ativação, um tempo de contração entre 100-120 milissegundos, baixa taxa de inervação de unidades motoras. Têm um tipo de axónio AB com uma velocidade entre 40-80 m/s e capacidade para produzir um nível de força baixo e prolongado.

2 Contração rápida (resistente à fadiga): Caracteriza-se por fibras musculares de tipo 2a com um limiar de ativação moderado, um tempo de contração entre 40-45 milissegundos, um rácio de inervação moderado de unidades motoras com um axónio

de tipo Aa com uma velocidade entre 65-120 m/s e uma capacidade de produzir uma força prolongada relativamente elevada.

3 Contração rápida (altamente fatigável): Possuem limiares de ativação elevados e são semelhantes às unidades resistentes à fadiga, com exceção de um elevado rácio de inervação das unidades motoras, sendo constituídas por fibras musculares do tipo 2b e apenas capazes de gerar elevados níveis de força intermitentes.

Existem proporções iguais de unidades motoras de contração lenta e rápida em cada músculo, mas a proporção pode variar de acordo com a ação do músculo. Os músculos utilizados para respostas rápidas possuem um maior número de unidades motoras de contração rápida do que de contração lenta e nos músculos responsáveis pela postura e pela atividade prolongada há um maior número de unidades motoras de contração lenta (Jones e Round, 1990; Watkins, 1999).

O rácio de inervação das unidades motoras é o rácio entre o número de fibras musculares por axónio e quanto maior o rácio, maior a força produzida pela sua ativação (Watkins, 1999). A ativação dos grupos musculares do tronco e a sequência de ativação são ambíguas (Barr et al., 2007). Pensa-se que o Transversus Abdominis e o Multifidus são activados primeiro para manter a estabilidade da coluna vertebral durante o movimento das extremidades, mas o Transversus Abdominis é ativado antes do multifidus (Barr et al., 2005). No entanto, a estabilidade do tronco é conseguida através de um arranjo tripartido que envolve três subsistemas; o passivo (ossos, discos intervertebrais e

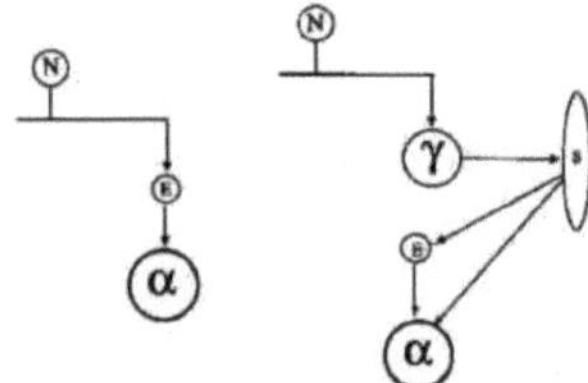

ligamentos), o ativo (músculos) e o neural (receptores sensoriais, controlos corticais e sub-corticais) (Panjabi, 1994). Uma carga de 20 libras é suficiente para provocar o colapso da coluna vertebral se os músculos forem retirados (Crisco, 1989).

A resposta muscular à dor é dada por um modelo de "dor-espasmo-dor" ou de "adaptação à dor" (van Dieen et al., 2003).

Neste modelo, acredita-se que a dor provoca uma resposta muscular que cria mais dor e desconforto e foi proposto que este modelo é desencadeado por uma de duas formas (van Dieen et al., 2003). A primeira é o modelo dor-espasmo-dor.

A atividade dos nociceptores (N) através do corno posterior influencia o cérebro através da via neural, aumentando simultaneamente a atividade muscular ao provocar a excitação (E) dos neurónios a ao nível do segmento da coluna vertebral que alimentam.

Em alternativa, os nociceptores (N) aumentam a atividade dos fusos musculares (S) através das aferências Y. Esta hiperatividade excita os neurónios a (Johansson e Sojka, 1991).

O segundo modelo é o modelo de adaptação à dor, durante o qual a excitação dos interneurónios inibitórios (I) e excitatórios (E) resulta num processo em que a dor reduz a atividade do grupo muscular agonista, aumentando simultaneamente a atividade do grupo muscular antagonista. Este processo é controlado pelo sistema nervoso central através de um comando motor (Fig. 22) (van Dieen et al., 2003).

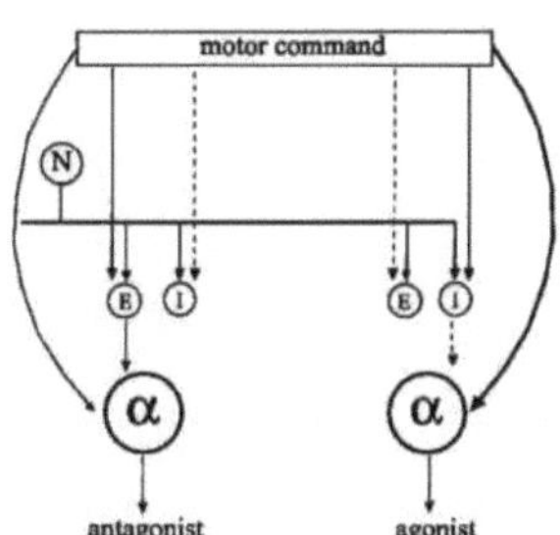

Não é claro como este modelo se enquadra na natureza complexa da sinergia demonstrada pelos músculos do tronco, uma vez que os estudos que sugerem este modelo apenas utilizaram grandes músculos, como o gastrocnémio (Graven-Nielson et al., 1997). No entanto, este modelo demonstrou causar uma redução da velocidade de movimento na coluna vertebral (van Tulder et al., 2000).

Capítulo 6: Contribuição para os conhecimentos existentes conhecimento

Então, onde é que esta informação nos leva e como é que pode influenciar o pensamento futuro?

Um estudo piloto, um ensaio de controlo aleatório (Aluko et al., 2013) para testar as concepções e hipóteses discutidas nos capítulos anteriores. Este estudo propôs que os exercícios de estabilidade do núcleo eram capazes de exercer uma influência na aceleração sagital do tronco após o início de uma dor lombar aguda não específica. Foi ainda colocada a hipótese de que, como resultado destes efeitos, haveria uma melhoria benéfica tanto na função como na dor subjectiva. Foi possível demonstrar uma diferença de 20% na aceleração sagital média do tronco às 3 semanas, 10% às 6 semanas e 20% aos 3 meses entre os grupos experimental e de controlo. No entanto, estas diferenças não foram estatisticamente significativas. Por conseguinte, este estudo não permitiu concluir de forma conclusiva que os exercícios de estabilidade do núcleo podem melhorar o desempenho do tronco. Da mesma forma, a diferença na redução da dor entre os dois grupos foi estatisticamente insignificante: 30% às 3 semanas, 20% às 6 semanas e 0% aos 3 meses. A diferença nas pontuações médias de incapacidade entre os dois grupos de 0% às 6 semanas e 30% aos 3 meses foi igualmente insignificante em termos estatísticos. A falta de significância estatística pode, em parte, dever-se à pequena dimensão da amostra e é uma indicação de que é necessário efetuar este estudo com uma amostra muito maior. No entanto, a melhoria demonstrada nestes resultados sugere que é possível obter uma melhor resposta clínica a um início de dor lombar aguda não específica se os exercícios de estabilidade do núcleo forem iniciados rapidamente num episódio e podem resultar numa redução da probabilidade de um início agudo se tornar crónico.

Por conseguinte, as informações sugerem que os resultados podem ser clinicamente significativos, embora não sejam estatisticamente significativos. A hipótese clínica poderia, por conseguinte, propor que o impacto direto dessa melhoria para os doentes pode ser uma maior capacitação, uma resolução mais rápida dos sintomas e uma melhoria do bem-estar.

A vantagem para a economia em geral pode, portanto, ser uma redução do custo do tratamento e, por conseguinte, uma redução do peso da dor lombar na prestação de cuidados de saúde.

Este estudo pode também ter fornecido provas que sugerem um novo método através do qual os efeitos de um início agudo de dor lombar inespecífica podem ser avaliados.

Foram explorados vários métodos de obtenção da avaliação cinemática do tronco; análise de vídeo (Wickstrom et al., 1996; Neumann et al., 2001; Chang et al., 2003; Trott e Fisher, 2005; Wong e Lo, 2007), atividade EMG (Capodaglio et al, 1995; Oddsson et al., 1997, Chiou et al., 1999; Bonato et al., 2002; Pitcher et al., 2008) e análise de movimento 3-D (Nakajima et al., 2007; Pazos et al., 2007). O monitor de movimento lombar (LMM) é, no entanto, potencialmente a ferramenta mais prática para utilização num contexto clínico, uma vez que é altamente portátil e o tempo necessário para montar o equipamento é muito menos intensivo em termos de mão de obra do que as outras ferramentas supramencionadas. Trata-se de um electrogoniómetro constituído por vários potenciómetros dentro de um exoesqueleto capaz de detetar e medir o movimento em tempo real em três dimensões (planos sagital, frontal e coronal). O LMM foi desenvolvido na Universidade do Estado de Ohio e tornou-se uma ferramenta útil na quantificação do movimento triaxial da coluna vertebral (Marras e Wongsam, 1986). O LMM fornece medidas objectivas das alterações em tempo real da cinemática do tronco para quantificar a dor lombar através da medição da cinemática da coluna vertebral (Marras e Wogsam, 1986; Kroemer et al., 1990; Marras et al., 1990; Marras, 1996). Podem ser obtidas informações simultâneas sobre a deslocação, a aceleração e a velocidade da coluna vertebral em três dimensões durante o movimento funcional.

A análise de vídeo e as avaliações EMG podem ter permitido uma maior liberdade de movimentos no tronco do que o MMN, uma vez que é necessário um arnês para fixar o dispositivo à pessoa que está a ser avaliada. No entanto, os outros métodos de análise não só são trabalhosos como também requerem medidas de fiabilidade intra e inter-avaliadores elevadas, o que torna os procedimentos difíceis de transpor para o ambiente clínico.

A escolha de um instrumento de medição para este estudo-piloto baseou-se na necessidade de um protocolo clínico que pudesse ser estabelecido com a maior facilidade possível sem comprometer a validade e/ou a fiabilidade. O Lumbar Motion Monitor (LMM) foi, portanto, escolhido devido ao seu historial comprovado e aos seus níveis estatisticamente elevados de fiabilidade e validade. Além disso, é possível efetuar uma avaliação sem necessidade de invadir a privacidade; quando utilizado sobre vestuário largo, foi demonstrado que a margem de erro para a recolha de dados era de apenas 2%.

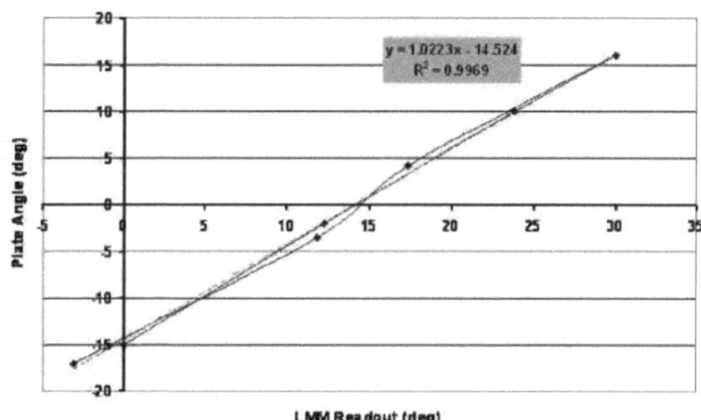

Um mecanismo pelo qual os exercícios de estabilidade do núcleo funcionam pode ser através da melhoria da aceleração sagital do tronco. Os resultados deste estudo sugerem, portanto, que a diretriz do NICE de encorajar a atividade e o exercício o mais cedo possível (NICE, 2009) tem credibilidade e contribui para a base de provas da prática.

É interessante notar que a deslocação do tronco demonstrada pelos participantes durante a recolha de dados melhorou em ambos os grupos de participantes. No entanto, a quantidade de aumento foi mais evidente nos participantes do grupo experimental. Embora a amplitude de movimento do tronco durante um episódio de dor lombar possa ser subjectiva (Cox et al., 2000), os resultados dão algum apoio à hipótese de que a dor lombar produz menos movimento (McGregor e Hughes, 2000). No entanto, os aumentos não foram estatisticamente significativos e podem ser atribuídos apenas ao acaso e o grupo experimental pode ter demonstrado maiores aumentos devido à especificidade da intervenção em comparação com o grupo de controlo.

Embora a deslocação do tronco durante um episódio de dor lombar possa ser subjectiva, esta situação só pode ser aplicável quando se prevê uma amplitude específica para utilização durante a avaliação cinemática do tronco e, por conseguinte, passa a ser dada ênfase à sinceridade do esforço (Ferguson et al., 2000). O protocolo utilizado neste estudo não tinha pontos específicos de início ou fim para o movimento do tronco durante a avaliação do LMM. Por conseguinte, os participantes não foram capazes de regular o movimento em antecipação a esses pontos e, assim, influenciar o seu esforço para completar a tarefa. Historicamente, a prática clínica envolve a avaliação da amplitude de movimento ativa disponível que pode ser atingida dentro da tolerância do paciente durante uma avaliação. O método utilizado neste estudo tentou reproduzir este facto. Os participantes foram encorajados a concentrar-se no número de repetições que poderiam ser efectuadas durante o período de recolha de dados de 8 segundos, sem um ponto de partida ou de chegada fixo. Esta abordagem deu a cada participante o controlo e a propriedade do teste e, consequentemente, a amplitude de movimento demonstrada era menos suscetível de ser manipulada. Assim, a ênfase da avaliação foi colocada na qualidade do movimento e não na amplitude. Neste sentido, é, portanto, mais provável que a velocidade e/ou aceleração do tronco seja uma medida mais sensível para compreender nuances pequenas mas significativas nas alterações do movimento funcional causadas por estímulos internos ou externos.

O presente documento propôs-se explorar a possível correlação entre a introdução de exercícios de estabilidade do núcleo e a melhoria da dor subjectiva e o alívio da incapacidade, medidas objectivas que poderiam ser aplicadas para demonstrar a melhoria clínica após um início agudo de dor lombar não específica e explorar possíveis métodos para facilitar a quantificação da presença ou ausência de dor lombar nos indivíduos. A metodologia pode ser lida na íntegra no documento publicado; por razões óbvias, este texto concentrar-se-á apenas nos resultados e nas possíveis implicações. Foi escrito tendo como pano de fundo um estudo quantitativo controlado e aleatório realizado em duas fases de um período ativo de intervenção de 6 semanas e um novo acompanhamento 12 semanas após a cessação da intervenção.

Aceleração sagital do tronco

Existe uma escassez de literatura que investigue a aceleração do tronco. No entanto, existem estudos que avaliam a velocidade do tronco (Marras et al., 2000; Cox et al. 2000; McGregor e Hughes, 2000), mas apenas um estudo sugere especificamente que a aceleração pode ser sensível a condições sinceras (perfis de movimento do tronco que reflectem o seu estado músculo-esquelético) no ponto em que o participante muda de direção e que um perfil de aceleração pode ser altamente repetível para condições sinceras (Marras et al., 2000). Não preciso de trabalhar o significado deste facto em relação às avaliações clínicas, a não ser para dizer que não é invulgar ser-se auto-crítico durante uma avaliação para saber se as medidas adquiridas são o resultado de um esforço sincero ou não.

Foi estabelecido que as medidas cinemáticas de desempenho funcional são sensíveis a melhorias durante a recuperação da dor lombar, durante a qual foi demonstrada uma melhoria no desempenho do tronco, definido como aceleração sagital do tronco, nos participantes dos grupos de controlo e experimental (Ferguson et al., 2000). Embora seja possível que parte desta melhoria se deva ao curso natural da recuperação, o grupo experimental mostrou uma maior melhoria no desempenho do tronco no final do período ativo de 6 semanas do estudo e a melhoria manteve-se no acompanhamento de 12 semanas neste grupo. No entanto, a melhoria verificada às 6 semanas no grupo de controlo não se manteve, uma vez que este grupo demonstrou uma redução às 12 semanas de acompanhamento. Estes resultados são consistentes com os resultados de um estudo anterior (Marras et al., 2000). Por conseguinte, não é descabido sugerir que é possível que os exercícios de estabilidade do tronco possam melhorar e manter o desempenho do tronco durante um episódio de dor lombar aguda não específica de forma mais eficaz do que confiar no curso natural da recuperação. No entanto, isto tem de ser colocado no contexto da diferença estatisticamente insignificante entre os grupos.

A dor lombar aguda não específica pode reduzir o desempenho do tronco, que não pode ser melhorado pela repetição (Aluko et al., 2011). Este ponto de vista corrobora uma conclusão de um trabalho anterior (Marras et al., 2000). No entanto, isto só pode ser reproduzido num ambiente clínico se o participante tiver efetivamente um episódio de dor lombar, o que é pertinente se uma opinião subjectiva sobre a presença ou ausência de dor lombar não for rigorosamente fiável.

A avaliação clínica do movimento do tronco não é funcional, mas sim um movimento anatómico global unidirecional (Petty, 2006). A maioria dos episódios de lombalgia ocorre durante a execução de movimentos que envolvem tarefas complexas que exigem uma vasta gama de padrões de recrutamento muscular (McGill et al., 2003; McGreary et al., 2003). Por conseguinte, a avaliação do impacto da dor lombar na coluna vertebral deve ser obtida utilizando um protocolo que envolva movimentos anatómicos unidireccionais globais com margem para adaptação, com a possibilidade de aumentar o nível de dificuldade utilizando repetições para criar instabilidade nos segmentos de movimento da coluna lombar (Reeves et al., 2007).

O resultado do estudo de Aluko et al. (2013) apoia a sugestão de que a melhoria da atividade muscular do tronco e a co-contração aumentam a aceleração do tronco (Granata e England, 2006) e, por conseguinte, oferece uma explicação para a necessidade de incentivar a atividade "global" do tronco, mas questiona a necessidade de incentivar a "contenção" da coluna vertebral durante a atividade; uma atividade familiar frequentemente utilizada em conjunto com a instrução tradicional e histórica de exercícios de estabilidade do tronco. Isto também põe em causa um dos princípios subjacentes à saúde e segurança, o "manuseamento e elevação manual", especialmente quando é aplicado a indivíduos cujo trabalho envolve movimentos complexos, como os que se verificam na profissão de enfermeiro. Para além disso, pode ser a razão pela qual, mesmo com uma maior sensibilização para as técnicas de elevação "adequadas", a incidência de episódios de dor lombar continua estática.

A aceleração sagital média no grupo experimental foi consistentemente maior do que no grupo de controlo. A diferença entre os grupos nas etapas principais (3, 6 e 12 semanas) não foi estatisticamente significativa. No entanto, esta insignificância pode ser atribuída ao tamanho da amostra. No entanto, a falta de números não deve servir de distração, porque o tamanho da amostra utilizado neste estudo foi semelhante ao utilizado num estudo anterior que utilizou um tamanho de amostra de 33 pessoas para investigar o efeito da instrução de estabilização na aceleração lombar, utilizando um acelerómetro uniaxial, no qual conseguiram demonstrar uma redução estatisticamente significativa na aceleração lombar induzida pelo movimento dos membros (Webber e Kriellaars, 2004). É possível que a diferença de resultados entre este estudo e o que está a ser discutido aqui se deva ao facto de o estudo de Webber e Kriellaars ter observado o efeito do movimento do membro e não da musculatura lombar adjacente na aceleração do tronco e a ausência de qualquer problema patológico ou mecânico subjacente.

As razões para as diferenças insignificantes nas pontuações da dor e da incapacidade demonstradas neste estudo podem também dever-se ao facto de se ter assumido que todas as pontuações relatadas eram sinceras. Esta é uma suposição feita na clínica, embora, em raras ocasiões, se possa provar que é falsa. No entanto, todos os participantes foram avaliados e considerados como tendo um episódio verdadeiro de dor lombar antes de aceitarem participar no estudo. Se houvesse alguma dúvida sobre a sinceridade do episódio, seria de esperar que isso se reflectisse na taxa de desgaste. Sabemos que, se os doentes não tiverem dores, têm tendência para não aderir ao exercício ou para se esquecerem das datas das consultas, telefonando alguns dias mais tarde a dizer que se tinham esquecido. Por vezes, também tendem a sugerir que se "habituaram à dor". A falta de sinceridade quanto à presença de dores lombares pode também ter-se refletido na vontade de participar no estudo. No entanto, a taxa de desistência durante o estudo foi semelhante em ambos os grupos, o que sugere que a probabilidade de isto ter afetado os resultados é muito baixa.

É, no entanto, possível que o encaminhamento inicial para tratamento pelo médico de clínica geral se tenha baseado mais na avaliação subjectiva da gravidade da incapacidade e/ou da dor. Esta hipótese baseia-se em sugestões anteriores de que a incapacidade depende do nível de angústia (Proctor et al., 2000 citado em Johnstone et al., 2004). Por conseguinte, este facto pode ter influenciado a urgência e o momento em que foram encaminhados pelo médico de família e os sistemas de crenças prevalecentes (Coudeyre et al., 2006; Cayea et al., 2006; Fullen et al., 2008).

Ambos os grupos demonstraram aumentos nos valores médios de aceleração no final do estudo. Este facto está de acordo com achados anteriores (Marras et al., 2000; Aluko et al., 2011) e concorda com a sugestão de que a dor lombar causa hipomobilidade segmentar (Teyhen et al., 2007). No entanto, o aumento da aceleração foi muito maior no grupo experimental numa avaliação de acompanhamento de 12 semanas. Este facto sugere que os exercícios de estabilidade do núcleo podem não só melhorar a aceleração do tronco, mas também ajudar a manter qualquer aumento alcançado durante o período de intervenção. A redução da aceleração média no grupo de controlo entre as 6 e as 12 semanas após o final do período ativo do estudo reforça ainda mais este argumento.

Embora existam muito poucas provas que sugiram que a dor lombar afecta mais um género do que o outro (Walsh et al., 1992; Fritz e George, 2002), esta hipótese não pôde ser testada devido ao pequeno número de participantes masculinos recrutados. No entanto, resultados anteriores já demonstraram que as mulheres podem demonstrar consistentemente um desempenho mais lento do tronco (Aluko et al., 2011). A significância do peso e da altura não foi demonstrada neste estudo. O maior número de participantes do sexo feminino dispostas a participar no estudo pode dever-se à possibilidade de as patologias pélvicas (Frank e DeSouza, 2001) poderem ter um efeito significativo no desempenho geral do tronco no sexo feminino, mas ainda não foi demonstrado o impacto destas patologias no movimento do tronco. Por conseguinte, esta questão pode exigir uma investigação pormenorizada e tem mérito na compreensão de possíveis diferenças nas respostas individuais à intervenção após o início de uma dor lombar aguda não específica.

Tem sido referido que um aumento da deslocação é acompanhado por um aumento da velocidade (Cox et. al., 2000) e, por conseguinte, por defeito, por um aumento da aceleração. Esta tendência não foi demonstrada pelos resultados do presente estudo. Embora ambos os grupos tenham demonstrado um aumento da aceleração média ao longo do tempo, a deslocação média não seguiu a mesma tendência. Verificou-se uma correlação negativa no grupo de controlo entre o início do estudo e as 12 semanas. Uma exceção foi entre as 6 e as 12 semanas, quando a aceleração média diminuiu no grupo de controlo. Uma possível explicação para esta correlação negativa pode dever-se ao facto de o estudo anterior (Cox et al., 2000) ter sido retrospetivo e ter contado com doentes encaminhados por companhias de seguros e que podem ter tido outras razões para se sentirem motivados a demonstrar bons movimentos funcionais durante a avaliação, independentemente do desconforto que sentiam. Os participantes neste estudo não se encontravam sob a mesma pressão, mas a evitação do medo (Fritz e George, 2002) pode ter sido inadvertidamente reforçada pelo incentivo dado aos participantes para se concentrarem no número de repetições e não na amplitude durante a avaliação. Isto pode ter dado a impressão de que a amplitude de movimento necessária para efetuar o teste não agravaria os seus sintomas. Os participantes do grupo experimental podem não ter reagido desta forma, uma vez que, no início do estudo, apresentavam uma pontuação média de incapacidade inferior.

Os valores médios da aceleração do tronco alteraram-se em diferentes fases do estudo. Os grupos de controlo e experimental demonstraram melhorias de 2,8% e 29,2% respetivamente às 3 semanas, 15,1% e 29,4% respetivamente às 6 semanas e 13% e 37% respetivamente às 12 semanas. Isto sugere que o efeito dos exercícios de estabilidade do núcleo na aceleração sagital do tronco pode ser rápido. Estudos anteriores sugeriram que os exercícios específicos para o tratamento da dor lombar aguda não são significativamente melhores do que qualquer outra intervenção (May e Johnson, 2008). Os resultados do presente estudo não alteraram este ponto de vista.

Os resultados deste estudo sugerem que a importância dos efeitos dos exercícios de estabilidade do core nas fases iniciais após o início da dor lombar aguda pode ser subestimada porque já foi demonstrado que a atividade muscular do tronco e a co-contração aumentam com a velocidade e a aceleração do tronco (Granata e England,

2006). Os músculos multífido e transverso do abdómen são responsáveis pela facilitação deste mecanismo (Bergmark, 1989). A resposta rápida demonstrada no grupo experimental sugere que existe um aumento rápido da capacidade de resposta do tronco a perturbações, aumentando a sensibilidade do tronco a alterações posicionais (Reeves et al., 2007). A rigidez do tronco, que é relatada como resultado da dor lombar (Owens et al., 2007), é mais uma resposta estrutural à dor e, portanto, apoia a suposição de que a dor lombar produz movimentos mais lentos do tronco (Marras et al., 1999). A capacidade de acelerar rapidamente para alterar o movimento sagital do tronco é demonstrada (Aluko et al., 2011). No entanto, permanece a questão de saber se é possível fazê-lo dentro de um "arco" de movimento, uma vez que o movimento tenha sido instigado em resposta a estímulos, e se essa (in)capacidade pode ser controlada à vontade. O estudo enquadra-se bem em descobertas anteriores que sugerem que os músculos Multifidus e Transversus Abdominis são afectados muito rapidamente após o início da dor lombar (Hodges e Richardson, 1996; Hodges e Richardson, 1997) e que se pode observar uma melhoria na área da secção transversal do músculo Multifidus no prazo de 6 semanas durante um curso de exercícios de estabilidade do núcleo (Sokunbi et al., 2008). Já sabemos que a força de um músculo saudável é diretamente proporcional à sua área de secção transversal (Jones e Round, 1990). Melhorar a área da secção transversal dos músculos Multifidus e Transversus Abdominis através de exercícios específicos pode, portanto, ser benéfico.

Pollock et al. (2009) verificaram uma melhoria no recrutamento muscular e na coordenação que acompanha o aumento da aceleração do tronco e que, para evitar uma carga excessiva dos segmentos lombares inferiores, é necessário que estes segmentos passem por um movimento compensatório, como demonstrado pelo rápido movimento de extensão durante a fase de remada do remo. Isto parece, portanto, sugerir que este mecanismo é crítico para a função normal do tronco quando os segmentos lombares inferiores são incrementalmente carregados durante a flexão ou qualquer outra atividade durante a qual a coluna lombar é incrementalmente carregada.

O aumento da aceleração sagital do tronco também pode aumentar a amplitude da lordose (ROL) porque a amplitude da lordose deve ser diretamente proporcional às alterações na aceleração (Cox et al., 2000). Foi demonstrado que a lordose lombar se altera consoante a postura (Knutson, 2002, Al-Eisa et al., 2006). Isto não seria verdade se houvesse uma rigidez estrutural do tronco causada por uma patologia natural subjacente, como uma alteração degenerativa natural (Gruber et al., 2007; Standaert et al., 2008). Um aumento da ROL durante a carga facilita a eficiência do tronco durante qualquer tarefa que envolva levantar, transportar ou empurrar/puxar. Isto é pertinente porque as actividades de empurrar/puxar são uma das principais causas de dor lombar associada ao envolvimento do disco lombar (Plouvier et al., 2008, Marras et al., 2000). A força de cisalhamento anterior-posterior (AP) na coluna lombar aumenta com o aumento da velocidade da atividade e, durante as actividades de empurrar, a força de cisalhamento AP está na direção oposta à do empurrão e ocorre principalmente em L5 (Marras et al., 2000).

A incapacidade do grupo de controlo para demonstrar um comportamento semelhante do tronco pode dever-se ao facto de o mecanismo de recrutamento e coordenação muscular não ter sido ativado pelo treino de exercícios de estabilidade do tronco. O resultado líquido deste não envolvimento pode ser a razão pela qual quaisquer ganhos alcançados nas primeiras 3 semanas do estudo se perderam nas 6 semanas seguintes. O aumento líquido da aceleração sagital do tronco demonstrado aos 3 meses pode ser atribuído ao facto de os participantes no estudo terem regressado à atividade diária normal. Um período de acompanhamento de 18-24 meses pode fornecer mais informações que podem ser provas significativas de qualquer correlação entre qualquer reincidência de dor lombar e a ausência contínua deste mecanismo de recrutamento e coordenação muscular. Foi sugerido que a recorrência está relacionada com o stress, a ansiedade, o humor, a função cognitiva e o comportamento da dor (Johnstone et al., 2004); no entanto, é altamente sugestivo que um fator precipitante para o aparecimento destes factores de risco seja a incapacidade subjacente de o tronco compensar adequadamente os efeitos da carga axial sobre o tronco, com consequentes episódios frequentes e/ou periódicos de lombalgia.

É comum nos desportos os levantadores de pesos usarem um cinto durante a execução de um levantamento. Foi demonstrado que a utilização de um cinto reduz a velocidade do tronco (Giorcelli et al., 2001) e, uma vez que a aceleração é um fator de velocidade, é possível assumir que esta também será reduzida. A ação de um cinto é semelhante à ação dos músculos globais do tronco, mas não é claro como é que este apoio pode influenciar a aceleração do tronco a longo prazo. No entanto, um aumento da perceção do apoio pode aumentar a robustez do tronco em vez da rigidez a curto prazo, mas o efeito cumulativo deve tornar-se evidente quando o cinto for retirado. A utilização de um apoio artificial pode, por conseguinte, interferir com a coordenação muscular natural necessária para reduzir a perceção natural de instabilidade (Hodges et al., 2003; Moseley et al., 2004) ou mesmo com o caos no tronco durante o movimento (Granata e England, 2006), necessário para instigar ajustes subtis regulares na musculatura do tronco, necessários para manter um estado de equilíbrio.

Dor

Embora o estudo não tenha demonstrado uma diferença estatisticamente significativa na pontuação da dor entre os grupos, nas primeiras 3 semanas do estudo o grupo experimental demonstrou uma maior redução média na dor relatada às 3 e 12 semanas. A diferença na dor registada pode, no entanto, ser considerada clinicamente significativa (Kelly, 2001). O grupo experimental registou a maior redução nas primeiras 3 semanas de intervenção, em comparação com o grupo de controlo que, na realidade, registou um ligeiro aumento da dor entre o final do estudo e o seguimento às 12 semanas. O comportamento da dor subjectiva é, portanto, semelhante ao da aceleração sagital do tronco, sugerindo que a maior parte das alterações ocorreu nas primeiras 3 semanas de intervenção. No entanto, o estudo não foi inequívoco na demonstração de uma relação causal entre as alterações na aceleração do tronco e a dor, apesar de ter sido previamente relatada uma correlação negativa entre a dor e o desempenho do tronco (Cox et al., 2000).

Acredita-se que o modelo de adaptação à dor reduz a velocidade do tronco (van

Tulder et al., 2000). Este estudo, no entanto, pode sugerir que a dor lombar não específica pode induzir o modelo dor-espasmo-dor (van Dieen et al., 2003) em vez do modelo de adaptação à dor, devido a um aumento da aceleração que acompanhou a redução da dor (van Dieen et al., 2003).

Este facto é importante, uma vez que parece sugerir que os exercícios de estabilidade dos núcleos têm a capacidade de melhorar a qualidade do movimento à medida que um episódio de dor lombar aguda se resolve e que isto se reflecte numa maior capacidade de completar uma tarefa sem hesitação antes de a iniciar ou sem a abordagem de parar/começar frequentemente observada durante uma avaliação clínica. O tratamento/intervenção para a dor sentida num episódio de lombalgia inespecífica pode, por isso, ser mais eficaz se tiver como objetivo reduzir a excitabilidade dos neurónios *a* ou reduzir a atividade dos fusos musculares (Johansson e Sojka, 1991) e pode ser que a capacidade dos exercícios de estabilidade do core para fazer isto signifique que podem ser uma ferramenta mais útil para a gestão do que outros tipos de intervenção, contradizendo sistemas de crenças anteriores (May e Johnson, 2008).

Se o TrA e o MF estiverem ativamente envolvidos na estabilidade e responderem a perturbações do tronco, necessitarão de uma elevada proporção de unidades motoras de contração rápida e lenta. Também necessitam de limiares de ativação baixos para facilitar uma resposta fácil à perturbação do tronco (Barr et al., 2005) e ser capazes de produzir contracções prolongadas com uma força relativamente baixa e baixa resistência à fadiga (Watkins, 1990). Este estudo sugeriu que o comportamento dos MF, em particular em resposta a exercícios de estabilidade do core, pode enquadrar-se neste pressuposto e na possibilidade de a aceleração do tronco aumentar à medida que a recuperação se desenvolve (Aluko et al., 2011) e estes músculos recuperam a função normal.

Sabemos que os MF profundos têm uma elevada proporção de fibras do tipo 1 em comparação com os MF superficiais (Richardson et al., 1999; MacDonald et al., 2006), pelo que se poderia especular que as fibras superficiais e profundas dos MF têm, para além das suas funções semelhantes, funções bastante específicas relacionadas com a carga que lhes é colocada pela deslocação do tronco. Esta especulação pode ser apoiada por trabalhos anteriores que sugerem que, embora tanto o MF profundo como o MF superficial produzam binário no tronco, o MF profundo pode estar principalmente envolvido na geração de forças compressivas com um binário mínimo associado (MacDonald et al., 2006). É possível que os exercícios de estabilidade do núcleo facilitem esta capacidade de gerar o binário de forma eficiente sem comprometer a estrutura da coluna vertebral.

Os resultados não demonstram diferenças entre os géneros, a idade, o peso ou a altura, nem correlacionam quaisquer alterações com a dor subjectiva. No entanto, a diferença na constituição estrutural entre os géneros pode desempenhar um papel significativo na aceleração sagital do tronco, uma vez que as mulheres podem ter maior probabilidade de relatar um episódio de dor lombar aguda não específica (Aluko et al., 2013) do que os homens e porque os homens têm maior probabilidade de ter mais volume muscular devido aos níveis mais elevados de testosterona (Jones e Round, 1990). O maior tamanho do músculo nos homens também pode fazer com que tenham limiares mais elevados nos quais os neurónios a são excitados ou que tenham uma maior capacidade de reduzir a atividade do fuso muscular. No entanto, esta hipótese requer uma investigação mais aprofundada.

Os exercícios gerais concebidos para aumentar o volume muscular podem não ser verdadeiramente eficazes porque trabalhos anteriores sugeriram que o aumento da força durante o treino muscular é desproporcionado em relação ao aumento da sua área de secção transversal (Jones e Round, 1990; Hansen et al., 2006). Como sabemos, os exercícios utilizados em fisioterapia são terapêuticos e têm como objetivo restaurar a coordenação muscular. Os TrA e MF podem ser afectados por um aumento do conteúdo de tecido adiposo e/ou redução da pressão intra-abdominal (PIA) do tronco. Além disso, a lombalgia está muitas vezes associada à obesidade ou a um índice de massa corporal (IMC) elevado e é frequentemente referida pelos médicos de clínica geral quando encaminham os doentes para a fisioterapia com um episódio agudo de lombalgia. Há também o facto de se reconhecer que a obesidade tem um efeito negativo na redução da incapacidade induzida pela dor lombar

(Yildirim et al., 2007). Estas crenças históricas podem mudar num futuro próximo, porque se sugere agora que um barómetro melhor para a obesidade poderia ser a circunferência do tronco em vez do Índice de Massa Corporal (Lean et al., 1995). A correlação entre a obesidade e o início da dor lombar pode, portanto, tornar-se uma área cinzenta que requer uma revisão dos pensamentos anteriores sobre os mecanismos pelos quais a doença começa.

A falta de poder estatístico para o estudo precipitou a ausência de uma relação demonstrável entre o peso e a dor. No entanto, pode sugerir-se que deveria existir uma correlação direta entre as medidas antropométricas e o desempenho do tronco, uma vez que existe uma correlação estabelecida entre um IAP fraco e o braço de momento do tronco durante o movimento (Janda e Valenta, 2000) e acredita-se que o IAP é proporcional às medidas antropométricas (Youdas et al., 2000). Um aumento da circunferência da cintura resultará numa diminuição da lordose lombar e, por conseguinte, influenciará o alongamento adaptativo do MF lombar com a subsequente perda de eficiência.

Um MF enfraquecido pode reduzir a capacidade de manter uma lordose lombar natural quando a coluna sofre uma carga axial. A importância deste mecanismo pode estar relacionada com as alterações precoces observadas no MF durante o início da dor lombar (Hodges e Richardson, 1996 e 1997). O TrA, em virtude da sua localização anatómica, pode permanecer relativamente inalterado, a menos que haja de facto um aumento do perímetro da cintura. É provavelmente por esta razão que se pensa que os exercícios de estabilidade do núcleo são eficazes, uma vez que visam restaurar a ativação "normal" do MF (Hodges e Richardson, 1996 e 1997).

Todos os exercícios de estabilidade do core utilizados neste estudo incluíam actividades destinadas a aumentar e manter a tensão no MF durante a rotina de exercícios, incluindo a instrução para o participante "puxar o umbigo em direção à coluna vertebral e manter" durante cada atividade. Esta instrução segue a que é habitualmente dada aos doentes.

O repouso na cama não superior a quatro dias tem sido recomendado como primeira intervenção de tratamento para um início agudo de dor lombar não específica (Rozenberg et al., 2003). A redução dos níveis de dor demonstrada durante o estudo sugere que uma rotina de exercícios de estabilidade do núcleo pode ser uma alternativa mais eficaz. Ao contrário do repouso na cama, podem ajudar a manter um nível normal de atividade tanto quanto possível e, por conseguinte, reduzir os dias de baixa por doença (Smith et al., 2002, Rozenberg, 2002; Kinkade, 2007). No entanto, pedir a um doente com um início agudo de dor lombar inespecífica que inicie um regime deste tipo pode não ser apreciado, porque mesmo o pedido para retomar a atividade normal reduz a satisfação do doente (Atlas e Deyo, 2001). No entanto, a utilização de exercícios de estabilidade do núcleo pode ser muito útil para prevenir a catastrofização da condição e possíveis episódios de depressão associados (Johnstone et al., 2004), facilitar técnicas de evitamento do medo (Fritz e George, 2002) e fermentar uma abordagem positiva ao tratamento (Frank e DeSouza, 2001). Outros benefícios podem incluir uma redução de consultas terciárias desnecessárias (Lauchlan, 2005) e pode especular-se que, ao fazê-lo, é possível reduzir os custos da prestação de cuidados de saúde.

No estudo relacionado (Aluko et al., 2011), qualquer sugestão de uma correlação entre a dor auto-relatada e o participante

A apresentação pode não ser fiável. A dor referida pela elevada proporção de mulheres nesse estudo pode estar associada a patologia pélvica que é difícil de excluir apenas pela história (Frank e DeSouza, 2001). Por conseguinte, pode ser difícil, por exemplo, distinguir entre a dor lombar associada à patologia pélvica feminina e a dor associada a uma disfunção estrutural/mecânica em tempo real. A incapacidade de recordar com exatidão os acontecimentos ou a sequência de acontecimentos literalmente ou o enviesamento da recordação (Chouinard e Walter, 1995) também podem ser problemáticos porque, invariavelmente, a maioria das pessoas que sofrem de lombalgia pode ter dificuldade em descrever a dor que ocorreu no passado no contexto de uma entrevista de história subjectiva ativa. Pedir aos doentes que descrevam a sua dor no dia não descreve adequadamente a flutuação de intensidade que pode ocorrer entre avaliações ou, de facto, a relevância da pergunta no grande esquema do comportamento dos sintomas ao longo do curso natural da recuperação. Estas flutuações, em grande parte não relatadas, podem ter tido um impacto na adesão ao exercício necessária para a execução da metodologia utilizada no estudo.

Deficiência

O estudo sugere que o fator que desencadeia a ativação do modelo dor-espasmo-dor pode ser uma alteração estrutural capaz de reduzir a aceleração sagital do tronco com redução da eficiência do TrA e do MF. No entanto, reconhece-se que a sensibilidade do Questionário de Incapacidade de Roland Morris (RMDQ) utilizado como medida de resultado para quantificar a incapacidade pode não ser tão elevada, porque os participantes neste estudo podem não ser "incapacitados para a dor nas costas" porque não tiveram a dor durante tempo suficiente para decidir que certos movimentos causavam dor. Isto contrasta com os indivíduos com dor lombar crónica (Beurskens et al., 1996).

A diferença na incapacidade entre os grupos não só foi estatisticamente insignificante, como também clinicamente insignificante, porque a diferença foi inferior a 30% (Jordan et al., 2006). No entanto, os participantes do grupo de controlo pareceram manter uma média de incapacidade mais elevada do que os participantes do grupo experimental ao longo do estudo. Isto sugere que os exercícios de estabilidade do core podem facilitar a redução da incapacidade, mas a profundidade da facilitação não está efetivamente demonstrada. Uma possível razão para a correlação insignificante pode ser o facto de, apesar de ter sido pedido a todos os participantes que respondessem ao RMDQ com base na dor que sentiam no dia, os participantes terem manifestado interesse em expressar a sua opinião sobre a dor durante o período entre os testes, acreditando que a sua representação da incapacidade no dia não reflectia o que consideravam ser a sua verdadeira experiência. Esta possibilidade é reforçada pelo facto de todos os participantes terem perguntado, em cada visita de avaliação e em mais do que uma ocasião durante cada período de teste, se era suposto dizerem como estava a sua dor em tempo real ou como tinha estado. Por vezes, os participantes sublinharam a questão, tentando sugerir que a sua incapacidade tinha sido muito pior do que no momento da medição.

O estudo corrobora as conclusões anteriores de que os exercícios de estabilização podem ser utilizados eficazmente para efetuar alterações na incapacidade; a magnitude das quais foi utilizada para desenvolver uma regra de previsão clínica para determinar quais os doentes com maior probabilidade de resposta após o início da dor lombar (Hicks et al., 2005). No entanto, a tendência dos dados registados não está de acordo com dois estudos anteriores que demonstraram uma melhoria significativa da incapacidade após a intervenção às 6 semanas (50%) e aos períodos de acompanhamento de 3 (67%) e 12 meses (56%) (Rasmussen-Barr et al., 2003) e o outro estudo que demonstrou uma melhoria de 43,2% após 4 semanas (Brennan et al., 2006). É possível que este estudo tenha sido mais rigoroso do que os estudos supramencionados, mas este facto deve ser contextualizado em função da dimensão mais reduzida da amostra. No entanto, é importante notar que ambos os estudos utilizaram o Índice de Incapacidade de Oswestry (ODI), cujos resultados podem ter sido distorcidos devido à sua baixa consistência interna (The Chartered Society of Physiotherapy, 2004). A significância dos resultados pode, por conseguinte, ser inferior à relatada.

Os resultados também diferiram dos resultados de Childs et al. (2004), que sugeriram que, na regra de previsão clínica para o tratamento da dor lombar, comparando a manipulação e os exercícios de fortalecimento lombar, a manipulação é melhor do que o exercício. A sua observação foi efectuada utilizando um ODI modificado. A discrepância pode dever-se ao facto de os exercícios utilizados no estudo não serem suficientemente específicos para envolver o TrA ou o MF, quer isoladamente quer em conjunto, para efetuar uma alteração na cinemática do tronco. Há, no entanto, uma opinião que sugere que isso não deveria importar porque qualquer exercício para a coluna vertebral é um exercício de estabilidade (McGill et al., 2003), mas o efeito da dor lombar na aceleração sagital do tronco pode sugerir o contrário (Marras et al., 2000; Aluko et al., 2011).

O estudo tinha dados em falta que foram contabilizados ou durante a análise por um método de "intenção de tratar" e seria uma aposta segura que os dados em falta tinham um efeito em quaisquer análises dentro e entre grupos por género, peso e altura. Por conseguinte, não foi possível tirar qualquer conclusão dos resultados. No entanto, seria de esperar que houvesse uma tendência, dada a diferença na forma do corpo e no tamanho dos músculos em relação ao género e à idade (Jones e Round, 1990) e o facto anteriormente mencionado de que a obesidade tem um efeito negativo na redução da incapacidade induzida pela dor lombar (Yildirim et al., 2007).

Relação entre variáveis

0- 3 semanas

Ambos os grupos mostraram um aumento da amplitude de movimento, o que era de esperar, mas a sinceridade do esforço durante a avaliação foi posta em causa. No entanto, os resultados sugerem que, durante as primeiras 3 semanas do estudo, toda a atividade produziu um aumento do desconforto em ambos os grupos. Este facto não foi inesperado, uma vez que o comportamento dos participantes mudou de um comportamento de evitação do medo, em que os participantes evitavam a atividade devido ao medo de agravar a dor, para um comportamento de atividade com menos inibição. No entanto, o estudo pode sugerir que a rotina de estabilidade do núcleo foi menos agressiva porque foi provocada menos dor. O grupo experimental foi capaz de demonstrar a maior melhoria na pontuação média da dor neste curto período de tempo. Assim, é plausível assumir que os exercícios de estabilidade do core foram suficientemente específicos para isolar o movimento ao nível do segmento lombar e restringir o seu efeito às estruturas imediatas, ou seja, o MF, que suporta os segmentos que estão a ser mobilizados. O aumento observado no movimento e o aumento simultâneo na aceleração sagital do tronco quando a atividade reduziu o espasmo no MF para facilitar a flexão do tronco pode apoiar este ponto de vista.

A partir dos resultados, não foi possível sugerir que existia uma diferença entre géneros devido ao pequeno número de participantes do sexo masculino. No entanto, já foi proposto que as mulheres de diferentes idades e grupos raciais demonstram diferentes quantidades de movimento do tronco (Trudelle-Jackson et al., 2010). Não foi sugerido por este estudo, mas pode haver um indício de uma tendência de que, em ambos os grupos, a amplitude de movimento do tronco dos participantes do sexo masculino foi menos influenciada pelos exercícios de estabilidade do core. Isto foi igualmente verdade para os participantes do sexo masculino mais velhos e mais pesados em ambos os grupos. Isto pode, portanto, sugerir que, nas fases iniciais da rotina de exercícios, as pacientes do sexo feminino podem registar uma melhoria muito mais notória na flexibilidade do tronco do que um grupo semelhante de homens. Por outro lado, as mulheres mais pesadas podem ter uma resposta mais lenta a estes exercícios do que as suas congéneres mais magras.

Uma possível explicação para a diferença entre os géneros pode estar relacionada com as hormonas, no entanto, não se conhece o efeito das hormonas na amplitude de movimento das participantes do sexo feminino
(Kerr e Grahame, 2003), mas são de esperar variações no ciclo menstrual destas participantes. Um estudo anterior realizado nos Estados Unidos da América constatou um aumento das dores de cabeça com o início do ciclo menstrual nas mulheres (Johannes et al., 1995) e um estudo semelhante que investigou os efeitos dos níveis de estrogénio na dor temporomandibular também constatou que este tipo de dor nas mulheres aumentava quando os níveis de estrogénio eram baixos (LeResche et al., 2003). Este facto pode indicar que o efeito das alterações hormonais na dor e incapacidade relatadas resultantes de um início agudo de dor lombar inespecífica permanece pouco claro e merece uma investigação mais aprofundada. As participantes do sexo feminino neste estudo não foram questionadas sobre a altura do seu ciclo menstrual ou a fase em que se sentiam dentro dele.

Não houve correlação entre as alterações na aceleração sagital do tronco e qualquer uma das outras variáveis e uma possível inferência poderia ser que a perda de peso pode não influenciar o efeito do exercício de estabilidade do núcleo. A implicação é, portanto, que pedir a um doente que perca peso como pré-requisito para o tratamento de um início de dor lombar utilizando exercícios de estabilidade do tronco pode não ser válido ou mesmo possível.

3 - 6 semanas

Um aumento da amplitude de movimento durante esta fase do estudo foi associado a um aumento tanto da dor como da aceleração sagital do tronco, mas as melhorias na incapacidade são esperadas (Sokunbi et al., 2008). Esta redução da incapacidade pode ser uma consequência direta de um aumento tanto da amplitude de movimento como da aceleração do tronco.

Este mecanismo é facilitado pela melhoria da robustez do tronco (Reeves et al., 2007), uma vez que a capacidade do tronco para mudar de direção em resposta a perturbações melhora. O exercício de estabilidade do tronco pode aumentar este mecanismo, melhorando o controlo motor fino para aumentar a estabilidade funcional do tronco, reduzindo o seu estado de caos (Marras e Mirka, 1993; Dolan e Adams, 1993; Granata e England, 2006), como pode ser demonstrado por uma redução no expoente de Lyapunov do tronco (Л MAX) (Granata e England, 2006). Este facto é tanto mais importante quanto este estudo envolveu um movimento simétrico de flexão-extensão, direção dentro da qual a instabilidade do tronco é maior do que se fosse realizado com um grau de rotação (Granata e England, 2006). A possível melhora na estabilidade demonstrada por este estudo é, portanto, de grande importância clínica.

O aumento da dor demonstrado durante este período pode ser o resultado de uma exacerbação do "gatilho" do modelo dor-espasmo-dor (van Dieen et al, 2003) induzido pelo aumento da amplitude de movimento e o consequente aumento do movimento inter-segmentar da coluna lombar. Embora o movimento e a aceleração sagital tenham melhorado, não há provas que sugiram que a disfunção estrutural tenha sido invertida nesta fase. Esta conclusão está de acordo com trabalhos anteriores que sugerem que o desempenho e a dor têm uma correlação negativa (Cox et al., 2000). A disfunção estrutural pode incluir articulações facetárias, discos intervertebrais (DIV) ou lesões ligamentares causadas por força, tensão e stress anormais aplicados a essas estruturas (Atlas e Deyo, 2001). Não é claro qual o efeito da escala de tempo para a reparação destas estruturas no desempenho do tronco e esta continua a ser uma possível direção para investigação futura.

6 - 12 semanas

Este período foi um período relativamente inativo do estudo. Todas as intervenções tinham cessado durante esta fase e partiu-se do princípio de que todos os participantes continuavam com a sua rotina ativa normal, semelhante à que tinham antes do início do episódio de dor. Todos os participantes tinham recebido alta do fisioterapeuta que os tinha tratado. No entanto, a taxa de desgaste durante este período impossibilitou a realização de inferências a partir dos dados. No entanto, é possível que a taxa de desgaste esteja diretamente relacionada com o bem-estar dos participantes. A premissa para esta suposição foi o facto de nenhum dos participantes (tanto quanto é do conhecimento do investigador) ter relatado qualquer reincidência ou ter regressado ao seu fisioterapeuta assistente para pedir mais conselhos ou tratamento.

No entanto, é possível que a escala temporal de 3 meses seja demasiado estreita para avaliar as alterações a médio prazo após a cessação de uma intervenção. Estudos anteriores apresentavam uma gama de períodos de acompanhamento de 6 meses (Childs et al., 2004) a um ano (Rasmussen-Barr et al., 2003b; Brennan et al., 2006). O protocolo original para este estudo previa um período de acompanhamento de um ano, mas as alterações impostas significavam que um acompanhamento de 3 meses era mais realista nas circunstâncias que prevaleciam na altura. Embora tenha sido demonstrado que a maior parte das alterações ocorreu nas primeiras 3 semanas do estudo e que a diferença entre os grupos de participantes se manteve às 6 semanas, os efeitos a longo prazo da intervenção podem ser mais bem avaliados pelo desempenho do tronco ao fim de um ano. No entanto, seria necessário melhorar o controlo do atrito para garantir que a amostra continua a ser verdadeiramente representativa dos participantes no estudo, possivelmente através da redução e manutenção de critérios de inclusão rigorosos.

Principais conclusões

Por conseguinte, os pontos mais importantes levantados pelo estudo são os seguintes

- A aceleração sagital do tronco pode ser sensível a um início de dor lombar aguda não específica.
- Embora o efeito dos exercícios de estabilidade do núcleo nas 3 semanas de intervenção não seja conclusivo, a sua possível importância clínica não pode ser ignorada e requer uma investigação mais aprofundada.
- A melhoria do desempenho do tronco como resultado direto dos exercícios de estabilidade do núcleo permanece ambígua; no entanto, as alterações registadas podem ser clinicamente significativas.
- A redução da incapacidade causada pela dor lombar aguda não específica observada não foi demonstrada de forma conclusiva como resultado dos exercícios de estabilidade do núcleo.
- A redução da dor induzida pela disfunção do tronco observada não foi demonstrada de forma conclusiva como resultado dos exercícios de estabilidade do núcleo.
- Pode existir uma correlação positiva entre o aumento da aceleração sagital do tronco e a amplitude de deslocação do tronco.
- No processo de restauração da função do tronco após o início de uma dor lombar não específica, há uma fase em que pode haver uma correlação negativa entre a melhoria da amplitude de movimento do tronco e a aceleração sagital e a dor subjectiva relatada.

Estes resultados não concordam, em geral, com a sugestão de que os exercícios de estabilidade do núcleo podem não ser benéficos para os doentes com lombalgia aguda (Atlas e Deyo, 2001).

Sugerem, no entanto, que podem encorajar a atividade normal o mais rapidamente possível, tal como anteriormente referido (Smith et al., 2002; Rozenberg et al., 2003; Kinkade, 2007).

O estudo é inconclusivo ao sugerir que a estabilidade do núcleo afecta o desempenho do tronco e, por isso, ainda está por provar se são eficazes na prevenção de um episódio de dor lombar aguda inespecífica ou de um episódio agudo que se torna crónico, reduzindo assim as consultas terciárias que podem ser desnecessárias ou dispendiosas (Lauchlan, 2005). Por conseguinte, este facto questiona a utilização de aulas preventivas deste tipo de exercícios para a reabilitação preventiva como parte de um programa de sensibilização para as costas ou semelhante.

Capítulo 7 : Mecanismo através do qual o CSE pode funcionar

O Core Stability Exercise pode ser benéfico para as pessoas que procuram fisioterapia para um episódio de dor lombar aguda não específica. A revisão da literatura e a subsequente discussão dos resultados da investigação permitem compreender um possível mecanismo através do qual se inicia a dor lombar aguda não específica, o efeito que tem no desempenho do tronco e a resposta do tronco a uma intervenção precoce com recurso ao CSE.

Antes do início do estudo, houve um debate difícil entre o investigador, os seus pares e colegas independentes do estudo quanto ao tipo de movimento que ocorre num segmento lombar. O debate foi dificultado pelo facto de o movimento em questão envolver deslocações relativamente pequenas, tendo-se verificado se o movimento era de natureza linear ou angular. Concluiu-se finalmente que o movimento tem características angulares porque se trata mais da deformação dos discos intervertebrais, do deslizamento/deslizamento das articulações facetárias e da inclinação do corpo vertebral em torno de um eixo (Fig. 2.4).

A dor lombar aguda não específica como sintoma é provocada por uma disfunção estrutural (Atlas e Deyo, 2001). O stress e a tensão que precipitam a disfunção podem ou não ser influenciados por uma patologia subjacente (Gruber et al., 2007) ou por alterações hormonais (Kerr e Grahame, 2003). No entanto, presume-se que a patologia subjacente reduzirá a tolerância estrutural às forças aplicadas através da estrutura e, por conseguinte, poderá torná-la mais suscetível a danos.

As Leis do Movimento de Newton sugerem que a força e a aceleração necessárias para a produzir são diretamente proporcionais (Ogrodnik, 1997c) e tem sido demonstrado que a aceleração do tronco é reduzida pelo aparecimento de lombalgia aguda (Marras et al., 2000; Aluko et al., 2011). Mas o que pode ser agora possível é sugerir que o desempenho do tronco não é suscetível de melhorar com medidas repetidas sem intervenção (Aluko et al., 2011). No momento do início de um episódio de dor lombar inespecífica, o espasmo local no músculo MF causado pelo modelo dor-espasmo-dor (van Dieen et al., 2003) pode opor-se à flexão do tronco através da rigidez e, no processo, reduzir a aceleração do tronco.

Os resultados do presente estudo sugerem que a intervenção precoce com recurso à CSE pode melhorar o desempenho do tronco, aumentando a sua aceleração (pelo menos no plano sagital). Sugere-se que isto pode ser conseguido através da facilitação da robustez do tronco (Reeves et al., 2007), melhorando o recrutamento muscular do tronco e a coordenação da atividade (McGill et al., 2003). A importância do programa de exercícios de estabilidade como intervenção para um episódio de dor lombar aguda depende, no entanto, do grupo muscular a que se destina o CSE. O ECA utilizado neste estudo isolou tanto o TrA como o MF, de acordo com as sugestões actuais de que estes são os músculos primários activados em primeiro lugar para proporcionar estabilidade ao tronco (Barr et al., 2005) e são os mais afectados por um início de dor lombar (Hodges e Richardson, 1996 e 1997). No entanto, foi sugerido que o músculo MF é mais importante do que o TrA porque se podem observar maiores alterações estruturais neste grupo muscular num período de tempo relativamente curto (Sokunbi et al., 2008) após o início de uma dor lombar aguda não específica.

A anatomia do MF (Figs. 1.4 e 1.5) sugere que o tronco pode ser controlado como um pêndulo invertido usando um mecanismo semelhante a um equilíbrio de dois graus de liberdade (Fig. 2.7) (Stepan, 2009). O movimento deste pêndulo invertido requer uma regulação constante para iniciar e manter o movimento num único plano. As evidências sugerem que esse mecanismo pode ser fornecido pelo torque produzido pelo multífido (MacDonald et al., 2006). O movimento pendular bruto é observado num único plano, no entanto, este movimento pode exigir um ajuste subtil constante na cinemática do tronco em três dimensões (Marras e Wongsam, 1986) durante toda a deslocação bruta do tronco. A importância de uma avaliação tridimensional do movimento durante uma avaliação funcional de um episódio de dor lombar aguda não específica torna-se, assim, evidente. A avaliação tridimensional do comportamento do tronco pode, portanto, ser um método mais útil para quantificar as alterações do comportamento do tronco causadas por um episódio de dor lombar aguda não específica (Marras e Wongsam, 1986; Kroemer et al., 1990; Marras et al., 1990).

Os exercícios de estabilidade do core podem também facilitar o mecanismo de estabilidade do tronco durante a atividade funcional, facilitando a restauração do sistema de controlo de feedback (Reeves et al., 2007) dentro do modelo de dois graus de liberdade para o equilíbrio. A melhoria do mecanismo deste modelo reduz, por conseguinte, o caos do tronco (Granata e England, 2006).

Uma boa estabilidade do tronco também pode exigir um bom movimento relativo do sacro (e da pélvis) sobre o qual assenta o sistema de pêndulo invertido e, por conseguinte, exige uma boa coordenação lombar-pélvica (LPC) durante o movimento do tronco (Granata e Marras, 2000). Foi demonstrado que a LPC é repetível e consistente na ausência de lombalgia (Granata e Marras, 2000). Esta consistência pode permitir que o multifidus trabalhe num comprimento bastante regular, consistente com a lei de Hooke, com o limite elástico nunca excedido. Os exercícios de estabilidade do core podem ter melhorado a integridade do TrA e, sinonimamente, restaurado/mantido o comprimento do multifidus.

Limitações do estudo

A ausência de financiamento externo influenciou a duração do estudo e implicou um certo risco de enviesamento do mesmo. O investigador não só recolheu todos os dados e analisou-os um mês após a sessão de acompanhamento de 3 meses, como também administrou a primeira instrução de CSE para os elementos do grupo experimental. No entanto, um colega independente deste estudo coligiu as pontuações brutas da EVA e do RMDQ.

O equipamento especializado utilizado para medir o resultado primário teria exigido formação aos fisioterapeutas participantes e custos adicionais para a aquisição de unidades LMM adicionais. No entanto, se tivesse havido vários pontos de recolha de dados, a fiabilidade interavaliadores poderia ter colocado dificuldades, uma vez que a individualidade dos fisioterapeutas no processo poderia ter ameaçado a consistência.

Os resultados do estudo referem-se apenas a um plano de movimento, mas o movimento funcional é tridimensional (Marras e Wongsam, 1986). O movimento de teste utilizado neste estudo foi apenas no plano sagital. Os dados que representam as características do movimento sagital podem, portanto, ser demasiado restritivos para interpretar o verdadeiro comportamento natural do tronco durante o movimento funcional. É neste contexto que o perfil de aceleração pode ser altamente repetível para condições sinceras (Ferguson et al., 2000), mas apenas no ponto em que há uma mudança de direção (Ogrodnik, 1997c). Assume-se, portanto, que pequenos ajustes nos planos frontal e rotacional proporcionam a mudança constante de direção para manter o movimento global consistente numa direção desejada. Isto é consistente com a ideia de que isto ocorre quando é estabelecido um padrão de recrutamento de fibras musculares (conjunto central) para o movimento (Marras et al., 2000). A relação entre as características do movimento de flexão e rotação lateral com o movimento sagital precisa, portanto, de ser melhor compreendida.

Referências

1 BUMI, K., PANJABI, M.M., KRAMER, K.M., DURANCEAU, J., OXFORD, T.R. e CRISCO, J.J., 1990. Avaliação biomecânica da estabilidade lombar após facectomias guiadas. *Spine,* **15**(11), pp. 1142.

2 LAM, A., 2002. Avaliação radiológica da instabilidade intervertebral lombar. *Ind. J Aerospace Med,* **46**(2), pp. 48. 3.AL-EISA, E., EGAN, D., DELUZIO, K. e WASSERSUG, R., 2006. Efeitos da assimetria pélvica e da dor lombar na cinemática do tronco durante a posição sentada: A comparison with standing. *Spine,* **31**(5), pp. 135.

4 LUKO, A.; DeSOUZA, L; PEACOCK, J. (2011) Avaliação da aceleração do tronco em indivíduos saudáveis e com dor lombar. *Revista Internacional de Terapia e Reabilitação*. Jan. Vol. **18**. No.1.

5 LUKO, **A**.; DeSOUZA, L; PEACOCK, J. (2013). O efeito dos exercícios de Core Stability nas variações de aceleração do movimento do tronco, dor e incapacidade durante um episódio de dor lombar aguda inespecífica: Um ensaio clínico piloto. *Journal of Manipulative and Physiologic Therapeutics*. Vol. **36** (8) pg 497.
6.ANDERSSON, E.A., et al., EMG activities of the quadratus lumborum and eretor spinae muscles during flexion-relaxation and other motor tasks. Clin Biomech (Bristol, Avon), 1996. 11(7): p. 392-400.

7 TLAS, J.S. e DEYO, R.A., 2001. Avaliação e gestão da dor lombar aguda no contexto dos cuidados primários. *Journal of General Internal Medicine,* **16**, pp. 120.

8 ULTMAN, C.D., DRAKE, J.D.M., CALLAGHAN, J.P. e MCGILL, S.M., 2004. O efeito da torção estática na resistência à compressão da coluna vertebral. *Spine,* **29**(15), pp. E304. 9.BARR, K.P., GRIGGS, M. e CADBY, T., 2007. Lumbar Stabilization. Uma revisão dos conceitos fundamentais e actuais

Literatura. *American Journal of Physical Medicine & Rehabilitation,* **86**(1), pp. 72.

10. BARR, K.P., GRIGGS, M. e CADBY, T., 2005. Estabilização Lombar: Conceitos fundamentais e literatura atual, Parte 1.

American Journal of Physical Medicine & Rehabilitation, (junho), pp. 473.

11. BERGMARK, A., 1989. Estabilidade da coluna lombar. Um estudo de engenharia mecânica. *Ata Orthop Scand Suppl.,* **230**, pp. 1.

12. BEURSKENS, A.J.H.M, de Vet, H.C.W. e KOK, A.J.A., 1996. Reatividade do estado funcional na dor lombar: comparação de diferentes instrumentos. *Pain,* 65, pp. 71-76.

13. BLAND, J.M., 2009. A tirania do poder: haverá uma melhor forma de calcular a dimensão da amostra? *BMJ,* **339**, pp. 1133.

14. BLOOMFIELD, L., 2006. *Como as coisas funcionam. A física da vida quotidiana.* 3rd edition, John Wiley & Sons, USA.

15.BONATO , P., BOISSY, P., CROCE, U.D. e ROY, S.H., 2002. Alterações no sinal EMG de superfície e na biomecânica do movimento durante uma tarefa de elevação repetitiva. *IEEE Trans Neural Syst Rehabil Eng,* **10**(1), pp. 38-47.

16. BOYLING, D.B. e JULL, G.A., eds, 2004. *Grieve's Modern Manual Therapy. A coluna vertebral.* 3rd edn. Londres: Elsevier Ltd.

17. BRENNAN, G., P., FRITZ, J.M., HUNTER, S.J., THACKERAY, A. e ERHARD, R.E., 2006. Identificação de subgrupos de doentes com dor lombar aguda/subaguda "não específica". Resultados de um ensaio clínico aleatório. *Spine,* **31**(6), pp. 623.

18 CALLAGHAN, J.P., GUNNING, J.L. e MCGILL, S.M., 1998. A relação entre a carga da coluna lombar e a atividade muscular durante os exercícios extensores. *Physical Therapy,* **78**(1), pp. 8.

19 CAPODAGLIO, P., NILSSON, J. e JURISIC, D.H., 1995. Alterações no espetro EMG paravertebral paralelas a aumentos de força após reabilitação em doentes com lombalgia crónica. *Clinical rehabilitation,* **9**(4), pp. 354-362.

20 CARRAGEE, E., ALAMIN, T., CHENG, I., FRANKLIN, T., VAN DEN HAAK, E. e HURWITZ, E., 2006. Os episódios de primeira vez de lombalgia grave estão associados a novos achados de ressonância magnética? *The Spine Journal,* **6**(6), pp. 624-635.

21 CARREON, L.Y., DJURASOVIC, M., GLASSMAN, S.D. e SAILER, P., 2007. Precisão diagnóstica e fiabilidade de exames de TC de corte fino com reconstruções para determinar o estado da fusão póstero-lateral instrumentada com exploração cirúrgica como padrão de referência. *Spine,* **32**(8), pp. 892.

22 CAYEA, D., PERERA, S. e WEINER, D.K., 2006. Dor lombar crónica em adultos mais velhos: O que os médicos sabem, o que pensam que sabem e o que lhes deveria ser ensinado. *Journal of the American Geriatrics Society,* **54**(11), pp. 1772-1777.

23 CHANG, C.C., HSIANG, S., DEMPSEY, P.G. e MCGORRY, R.W., 2003. Um sistema computorizado de codificação de vídeo para análise biomecânica de tarefas de elevação. *Jornal Internacional de Ergonomia Industrial,* **32**(4), pp. 239-250.

24 CHILDS, J.D., FRITZ, J.M., FLYNN, T.W., IRRGANG, J.J., JOHNSON, K.K., MAJKOWSKI, G.R. e DELLITO, A., 2004. Uma regra de previsão clínica para identificar pacientes com dor lombar com maior probabilidade de se beneficiar da manipulação da coluna vertebral. Um estudo de validação. *Annals of Internal Medicine,* **141**(12), pp. 921.

25 CHIOU, W.K., LEE, Y.H. e CHEN, W.J., 1999. Utilização do padrão coactivacional do EMG de superfície para avaliação funcional dos músculos do tronco em indivíduos com e sem dor lombar.
International Journal of Industrial Ergonomics, **23**(1-2), pp. 5160.

26 CHOLEWICKI, J., PANJABI, M.M. e KAHACHALRYAN, A., 1997. Função estabilizadora dos músculos flexores-extensores do tronco em torno de uma postura de zona neutra. *Spine,* **22**, pp. 2207.

27 CHOLEWICKI, J., JULURU, K. e MCGILL, S.M., 1999. Mecanismo de pressão intra-abdominal para estabilizar a coluna lombar. *Journal of Biomechanics,* **32**(1), pp. 13-17.

28 CHOUINARD, E. e WALTER, S., 1995. Recall bias in case-control studies: An empirical analysis and theoretical framework. *Journal of clinical epidemiology,* **48**(2), pp. 245-254. 29.COLACHIS, S.C. e STROHM, B.R., 1969. Efeitos da tração intermitente na separação das vértebras lombares.

Archives of Physical Medicine and Rehabilitation, **50**, pp. 251. 30.CRISCO, J.J., 1989. *The biomechanical stability of the human lumbar spine: Experimental and theoretical investigations [Dissertação de doutoramento]*, Universidade de Yale.

31 COUDEYRE, E., RANNOU, F., TUBACH, F., BARON, G., CORIAT, F., BRIN, S., REVEL, M. e POIRAUDEAU, S., 2006. As crenças de evitamento do medo dos médicos de clínica geral influenciam a sua gestão de pacientes com dor lombar. *Pain,* **124**, pp. 330.

32 COX, M.E., ASSELIN, S., GRACOVETSKY, S.A., RICHARDS, M.P., NEWMAN, N.M., KARAKUSEVIC, V., ZHONG, L. e FOGEL, J.N., 2000. Relação entre as medidas de avaliação funcional e a autoavaliação na dor lombar não aguda. *Spine,* **25**(14), pp. 1817.

33 CRIPTON, P.A., JAIN, G.M., WITTENBERG, R.H. e NOLTE, L., 2000. Características de partilha de carga de segmentos estabilizados da coluna lombar. *Spine,* **25**(2), pp. 170.

34 .CRISCO, J.J., 1989. *A estabilidade biomecânica da coluna lombar humana: Experimental and theoretical investigations [Tese de doutoramento]*, Universidade de Yale.

35 DOLAN, P. e ADAMS, M.A., 1993. A relação entre a atividade EMG e a geração do momento extensor nos músculos erectores da espinha durante as actividades de flexão e elevação. *Journal of Biomechanics,* **26**, pp. 513.

36 .DOMHOLDT, E., 2005. *Investigação em Reabilitação: Principles and applications.* Elsevier Saunders.

37 FAST, A., et al., Low-back pain in pregnancy. Músculos abdominais, desempenho em abdominais e dor nas costas. Spine, 1990. 15(1): p. 28-30.

38 FERGUSON, S.A. e MARRAS, W.S., 2004. Protocolo revisto para a avaliação cinética da incapacidade. *The Spine Journal,* **4**, pp. 163.

39 FERGUSON, S.A., MARRAS, W.S. e GUPTA, P., 2000. Longitudinal Quantitative Measures of the Natural Course of Low Back Pain Recovery (Medidas quantitativas longitudinais do curso natural da recuperação da dor lombar). *Spine,* **25**(15), pp. 1950-1956.

40 FERRIERA, P.H., FERRIERA, M.L., MAHER, C.G., HERBERT, R.D. e REFSHAUGE, K., 2006. Exercícios específicos de estabilização para dores na coluna e na pélvis: Uma revisão sistemática. *Australian Journal of Physiotherapy,* **52**, pp. 79.

41 FRANK, A.O. e DESOUZA, L.H., 2001. Conservative Management of Low back Pain (Gestão conservadora da dor lombar). *Jornal Internacional de Prática Clínica,* **55**(1), pp. 21.

42 FRITZ, J.M., ERHARD, R.E. e HAGEN, B.F., 1998. Instabilidade segmentar da coluna lombar. *Physical Therapy,* **78**(8), pp. 889.

43 . FRITZ, J.M. e GEORGE, S.Z., 2002. Identificação de variáveis psicossociais em doentes com dor lombar aguda relacionada com o trabalho: a importância das crenças de evitamento do medo. *Physical Therapy,* **82**(10), pp. 973-983.

44 FULLEN, B.M., BAXTER, G.D., O'DONOVAN, B.G.G., DOODY, C., DALY, L. e HURLEY, D.A., 2008. Atitudes e crenças dos médicos relativamente à gestão da dor lombar aguda: Uma revisão sistemática. *Pain,* **136**, pp. 388.

45 GEDALIA, U., SOLOMONOW, M., ZHOU, B.H., BARATTA, R.V., LU, Y. e HARRIS, M., 1999. Biomecânica do aumento da exposição a lesões lombares causadas por cargas cíclicas. Parte 2. Recuperação da estabilidade muscular reflexiva com o repouso. *Spine,* **24**, pp. 2461.

46 GILLEARD, W.L. e BROWN, J.M., Structure and function of the abdominal muscles in primigravid subjects during pregnancy and the immediate postbirth period. Phys Ther, 1996. 76(7): p. 750-62.

47 GIORCELLI, R.J., HUGHES, R.E., WASSELL, J.T. e HSIAO, H., 2001. O efeito da utilização de um cinto de segurança na cinemática da coluna vertebral durante o levantamento assimétrico de caixas grandes e pequenas. *Spine,* **26**(16), pp. 1794.

48 GILES, L.G. e SINGER, K.P., eds, 1997. *Anatomia clínica e tratamento da dor lombar.* 1 edn. Oxford: Reed Educational and Professional Publishing Ltd.

49 GRANATA, K.P., LEE, P.E. e FRANKLIN, T.C., 2005. Recrutamento de cocontracção e carga da coluna vertebral durante a flexão e extensão isométrica do

tronco. *Clinical Biomechanics,* **20**, pp. 1029.
50 GRANATA, K.P. e ENGLAND, S.A., 2006. Estabilidade do movimento dinâmico do tronco. *Spine,* **31**(10), pp. 271.
51 GRANATA, K.P. e MARRAS, W.S., 1993. Um modelo assistido por EMG de cargas na coluna lombar durante extensões assimétricas do tronco. *Journal of Biomechanics,* **26**, pp. 1429.
52 GRANATA, K.P. e MARRAS, W.S., 2000. Custo-benefício da co-contração muscular na proteção contra a instabilidade da coluna vertebral. *Spine,* **25**, pp. 1398.
53 GRAVEN-NIELSON, T., SVENSSON, P. e ARENDT-NIELSON, L., 1997. Efeitos da dor muscular experimental na atividade e coordenação muscular durante a função motora estática e dinâmica. *Electroencephalography and Clinical Neurophysiology,* **105**, pp. 156.
54 GRUBER, H.E., NORTON, H.J., SUN, Y. e HANLEY JR, E.N., 2007. Depósitos de cristais no disco intervertebral humano: implicações para a degeneração do disco. *The Spine Journal,* **7**(4), pp. 444-450.
55 HANSEN, L., DE ZEE, M., RASMUSSEN, J., ANDERSEN, T.B., WONG, C. e SIMONSEN, E.B., 2006. Anatomia e biomecânica dos músculos das costas na coluna lombar com referência à modelação biomecânica. *Spine,* **31**(17), pp. 1888.
56 HEBERT, J.J., KOPPENHAVER, S.L., MAGEL, J.S. e FRITZ, J.M., 2010. A relação entre a ativação do Transversus Abdominis e do Multifidus lombar e os factores de prognóstico para o sucesso clínico com um programa de exercícios de estabilização: A crosssectional study. *Arquivos de Medicina Física e Reabilitação,* **91**(1), pp. 78-85.
57 HEUER, F., SCHMITT, H., SCHMIDT, H., CLAES, L. e WILKE, H., 2007. Alterações associadas à fluência no abaulamento do disco intervertebral obtidas com um dispositivo de varrimento a laser. *Clinical Biomechanics,* **22**(7), pp. 737-744.
58 HICKS, G.E., FRITZ, J.M., DELITTO, A. e MCGILL, S.M., 2005. Desenvolvimento preliminar de uma regra de previsão clínica para determinar que pacientes com dor lombar responderão a um programa de exercícios de estabilização. *Archives of Physical Medicine and Rehabilitation,* **86**(9), pp. 1753-1762.

59 HODGES, P. e RICHARDSON, C., 1997. Contração dos músculos abdominais associada ao movimento do membro inferior. *Physical Therapy,* **77**, pp. 132.

60 HODGES, P. e RICHARDSON, C., 1996. Estabilização muscular ineficiente da coluna lombar associada à dor lombar: Uma avaliação do controlo motor do músculo transverso do abdómen. *Spine,* **21**, pp. 2640.

61 HODGES, P.W. e GANDEVIA, S.C., 2000. Alterações na pressão intra-abdominal durante a ativação postural e respiratória do diafragma humano. *J Appl. Physiol,* **89**, pp. 967.

62 HODGES, P., MOSELEY, G.L., GABRIELSSON, A. e GANDEVIA, S.C., 2003. A dor muscular experimental altera as respostas posturais dos músculos do tronco. *Exp. Brain Res.,* **151**, pp. 262.

63 .HOLM, S., 1996. *Nutrição e aspectos fisiopatológicos do disco intervertebral lombar na coluna lombar.* 2nd edn. Philadelphia: WB Saunders Company.

64 HIDES, J., STANTON, W., MENDIS, M.D., e SEXTON, M., 2011. A relação dos testes clínicos do músculo transverso do abdómen e do músculo multifido lombar em pacientes com dor lombar crónica. *Manual Therapy*, 16, pp.573-577.

65.IANUZZI, A., LITTLE, J.S., CHIU, J.B., BAITNER, A., KAWCHUK, G. e KHALSA, P.S., 2004. Human lumbar facet joint capsule strains: I. Durante movimentos fisiológicos. *The Spine Journal,* **4**(2), pp. 141-152.

66 JANDA, S. e VALENTA, J., 2000. Modelo matemático das cargas da coluna lombar. *Strojnicky Casopis,* **51**(2).

67 .JAYSON, M.I.V., 1996. Dor nas costas. *British Medical Journal,* **313**, pp. 355.

68 JOHANSSON, H. e SOJKA, P., 1991. Mecanismos fisiopatológicos envolvidos na génese e propagação da tensão muscular na dor muscular ocupacional e nas síndromes de dor musculoesquelética crónica: Uma hipótese. *Medical Hypotheses,* **35**(3), pp. 196.

69 JOHANNES, C.B., LINET, M.S., STEWART, W.F., CELENTANO, D.D., LIPTON, R.B., e SZKLO, M., 1995. Relação da dor de cabeça com a fase do ciclo menstrual em mulheres jovens: um estudo diário. *Neurology.* **45**(6), pp. 1076-82.

70 JOHNSTONE, R., DONAGHY, M. e MARTIN, D., 2004. Um estudo piloto de

uma abordagem de terapia cognitivo-comportamental à fisioterapia, para pacientes com dor lombar aguda, que mostram sinais de desenvolvimento de dor crónica. *Advances in Physiotherapy,* **4**(4), pp. 182-188.

71 JONES, D.A. e ROUND, J.M., 1990. Histoquímica, propriedades contrácteis e controlo motor. *Skeletal muscle in health and disease.* 1st edn. Manchester: Manchester University Press.

72 JORDAN, K., DUNN, K.M., LEWIS, M. e CROFT, P., 2006. Uma diferença mínima clinicamente importante foi derivada para o Questionário de Incapacidade de Roland-Morris para dor lombar. *Journal of Clinical Epidemiology,* **59**(1), pp. 45-52.

73 KANAYAMA, M., TADANO, S., KANEDA, K., UKAI, T., ABUMI, K. e ITO, M., 1995/6. Estudo cineradiográfico sobre a deformação do disco lombar durante a flexão e extensão do tronco. *Clinical Biomechanics,* **10**(4), pp. 193-199.

74 .KELLY, A., 2001. A diferença mínima clinicamente significativa nas pontuações de dor da escala visual analógica não difere com a gravidade da dor. *Emerg Med Journal,* **18**, pp. 205.

75 KERR, R. e GRAHAME, R., eds, 2003. *Síndrome de Hipermobilidade: Recognition and management for physiotherapists.* 1 edn. Londres: Butterworth Heinemann.

76 .KINKADE, S., 2007. Avaliação e tratamento da dor lombar aguda. *American Family Physician,* **75**, pp. 1181.

77 .KNUTSON, G.A., 2002. Incidência da rotação do pé, desnivelamento da crista pélvica e assimetria do alinhamento do comprimento da perna em supino e sua relação com a dor nas costas auto-relatada. *J Manipulative Physiol Ther,* **25**, pp. 110.

78 KOUMANTAKIS, G.A., WATSON, P.J. e OLDHAM, J.A., 2005. Treino de estabilização muscular do tronco mais exercício geral versus apenas exercício geral: Ensaio controlado e aleatório em pacientes com dor lombar recorrente. *Physical Therapy,* **85**(3), pp. 209.

79 KROEMER, K.H.E., MARRAS, W.S., MCGLOTHLIN, D.R. e NORDIN, M., 1990. Towards understanding human dynamic motor performance. *Industrial Ergonomics Journal,* **6**, pp. 199.

indivíduos com e sem dor lombar crónica durante tarefas de elevação e descida em estilo livre. *Clinical Biomechanics,* **17**, pp. 89.

82 LASLETT, M., MCDONALD, B., APRILL, C.N., TROPP, H. e OBERG, B., 2006. Preditores clínicos do rastreio de bloqueios da articulação zigapofisária lombar: desenvolvimento de regras de previsão clínica. *The Spine Journal,* **6**, pp. 370.

83 .LAUCHLAN, D., 2005. Dor lombar aguda na adolescência: uma revisão da literatura recente em relação às directrizes clínicas. *Clinician in Management,* **13**(3), pp. 165-169.

84 LEAN, M.E.J., HAN, T.S. e MORRISON, C.E., 1995. Waist circumference as a measure for indicating need for weight management. *British Medical Journal,* **311**, pp. 158.

85 LEE, R.Y.W. e EVANS, J.H., 2001. Cargas na coluna lombar durante a terapia de tração. *Australian Journal of Physiotherapy,* **47**, pp. 102.

86 .LEDERMAN. E., 2007. O Mito da Estabilidade do Núcleo. *Revista online do CPDO.* junho. Págs. 1-17.

87 LeRESCHE, L., MANCI, L., SHERMAN, J.J., GANDARA,

B., e DWORKIN, S. F., 2003. Alterações na dor temporomandibular e outros sintomas ao longo do ciclo menstrual. *Pain.* **106**(3), pp. 253-261.

88 LITTLE, J.S., IANUZZI, A., CHIU, J.B., BAITNER, A. e KHALSA, P.S., 2004. Estirpes da cápsula da articulação facetária lombar humana: II. Alteração das deformações após a fixação inter-corpos anterior. *The Spine Journal,* **4**(2), pp. 153-162.

89 .LU, D., SOLOMONOW, M., ZHOU, B.H., BARATTA, R.V.

e LI, L., 2004. Alterações dependentes da frequência nas respostas neuromusculares à flexão lombar cíclica. *Journal of Biomechanics,* **37**, pp. 845.

90 .LURIE, J.D., 2005. Que testes de diagnóstico são úteis para a dor lombar? *Best Practice & Research Clinical Rheumatology,* **19**(4), pp. 557.

91 .MACDONALD, D.A., MOSELEY. G. L., e HODGES, P.W., The lumbar multifidus: Será que as provas apoiam as crenças clínicas? Man Ther, 2006. 11(4): p. 254-63.

92 MACDONALD, D., MOSELEY, G.L. e HODGES, P.W., 2010. Pessoas com dor lombar recorrente respondem de forma diferente à carga no tronco, apesar da remissão dos sintomas. *Spine,* **35**(7), pp. 818-819.

93 MACFARLANE, G.J., JONES, G.T. e HANNAFORD, P.C., 2006. Managing low back pain presenting to primary care: Para onde vamos a partir daqui? *Pain,* **122**, pp. 219.

94 MACNAB, I. e MCCULLOCH, J., 1990. In: I. MACNAB e J. MCCULLOCH, eds, *Backache.* 2 edn. USA.

95 .MARRAS, W.S., 1996. Quantificação das características do movimento em distúrbios lombares. *Journal of Rehabilitation Research and Development,* **33**, pp. 186.

96 MARRAS, W.S., DAVIS, K.G. e MARONITIS, A.B., 2001. Uma técnica de normalização EMG não-MVC para a musculatura do tronco: Parte 2. Validação e utilização para prever cargas na coluna vertebral. *J. Electromyog. Kinesiol.,* **11**, pp. 11.

97 MARRAS, W.S., FERGUSON, S.A., GUPTA, P., BOSE, S., PARNIANPOUR, M., KIM, J. e CROWELL, R.R., 1999. A Quantificação de distúrbios lombares utilizando medidas de movimento: Metodologia e validação. *Spine,* **24**(20), pp. 2091.

98 MARRAS, W.S., FERGUSON, S.A. e SIMON, S.R., 1990. Desempenho motor dinâmico tridimensional do tronco normal. *International Journal of Industrial Ergonomics,* **6**, pp. 211. 99.MARRAS, W.S., LEWIS, E.K., FERGUSON, S.A. e PARNIANPOUR, M., 2000. Impairment magnification during dynamic trunk motions. *Spine,* **25**(5), pp. 587-595.

100 MARRAS, W.S. e MIRKA, G.A., 1993.
Estudos electromiográficos da musculatura do tronco lombar durante a geração de uma aceleração de baixo nível do tronco. *Journal of Orthopaedic Research,* **11**, pp. 811.

101 MARRAS, W.S., PARNIANPOUR, M., FERGUSON, S., KIM, J., CROWELL, R. e SIMON, S., 1993. Prémio de Medicina Física de Viena 1993. Quantificação e classificação de distúrbios lombares com base no movimento do tronco. *European Journal Physical Medicine,* **3**, pp. 218.
102 MARRAS, W.S. e WONGSAM, P.E., 1986. Flexibilidade e velocidade da coluna lombar normal e comprometida. *Archives of Physical Medicine and Rehabilitation,* **67**, pp. 213.
103 MAY, S. e JOHNSON, R., 2008. Exercícios de estabilização para a dor lombar: Uma revisão sistemática. *Physiotherapy,* **94**, pp. 179.
104 MCGEARY, D.D., MAYER, T.G., GATCHEL, R.J., ANAGNOSTIS, C. e PROCTOR, T.J., 2003. Gender-related differences in treatment outcomes for patients with musculoskeletal disorders. *The Spine Journal,* **3**, pp. 197.
105 MCGILL, S.M., GRENIER, S., KAVCIC, N. e CHOLEWICKI, J., 2003. Coordenação da atividade muscular para assegurar a estabilidade da coluna lombar. *Journal of Electromyography and Kinesiology,* **13**, pp. 353.
106 MCGREGOR, A.H. e HUGHES, S.F., 2000. O efeito da velocidade do teste nas características de movimento da coluna lombar durante um teste de flexão-extensão A-P. *Journal of Back and Musculoskeletal Rehabilitation,* **14**, pp. 99.
107 MOSELEY, G.L., NICHOLAS, M.K. e HODGES, P.W., 2004. Does anticipation of back pain predispose to back trouble. *Brain,* **127**, pp. 2339.
108 .NACHEMSON, A., 1981. Medições da pressão do disco. *Spine,* **6**, pp. 93.
109 NACHEMSON, A. e MORRIS, J.M., 1964. In Vivo measurements of intradiscal pressure in the lower lumbar discs. *Journal Bone Joint Surgery,* **46A**(5), pp. 1077.
110 NAJM, W.I., SEFFINGER, M.A., MISHRA, S.I., DICKERSON, V.M., ADAMS, A., REINSCH, S., MURPHY, L.S. e GOODMAN, A.F., 2003. Validade de conteúdo dos exames manuais de palpação da coluna vertebral - uma revisão sistémica. *BMC Complimentary and Alternative Medicine.*
111 NAKAJIMA, A., KAWAKAMI, N., IMAGAMA, S., TSUJI, T., GOTO, M. e OHARA, T., 2007. Análise tridimensional da falha de formação na escoliose congénita. *Spine,* **32**(5), pp. 562.

112 NEUMANN, W.P., WELLS, R.P., NORMAN, R.W., KERR, M.S., FRANK, J. e SHANNON, H.S., 2001. Postura do tronco: fiabilidade, precisão e estimativas de risco de dor lombar a partir de um método de avaliação baseado em vídeo. *International Journal of Industrial Ergonomics,* **28**(6), pp. 355-366.
113 .NORRIS, C., 1995. Estabilização da coluna vertebral. 4. Desequilíbrio muscular e a dor lombar. *Fisioterapia.* março, Vol.81. No.**3**, p 127.
114 . NICE, maio, 2009, Low back pain, Early management of persistent non-specific low back pain [Home page National Institute for Health and Clinical Excellence], [Online]. Disponível: www.guidance.nice.org.uk [acedido em 02/12/11]
115 .NORRIS, C.M., 1995/2. Estabilização da coluna vertebral: 2. factores limitantes do movimento final da coluna lombar. *Physiotherapy,* **81**(2), pp. 64-72.
116.ODDSSON, L.I., GIPHART, J.E., BUIJS, R.J., ROY, S.H., TAYLOR, H.P. e LUCA, C.J., 1997. Desenvolvimento de novos protocolos e procedimentos de análise para a avaliação da dor lombar através de técnicas de EMG de superfície. *Journal of Rehabilitation Research and Development,* **34**(4), pp. 415-426.
117.OGRODNIK, P.J., 1997a. Comportamento dos materiais. *Mecânica Fundamental da Engenharia.* 1 edn. Malásia: Addison Wesley Longman Ltd, pp. 179.
118.OGRODNIK, P.J., 1997b. Conservação de energia. In: P.J. OGRODNIK, ed, *Mecânica Fundamental da Engenharia.* 1 edn. Malaysia: Addison Wesley Longman Ltd, pp. 84.
119.OGRODNIK, P.J., 1997c. Velocidade e aceleração. In: P.J. OGRODNIK, ed, *Mecânica Fundamental da Engenharia.* 1 edn. Malaysia: Addison Wesley Longman Ltd, pp. 21.
120.O'SULLIVAN, P.B., 2000. Instabilidade do segmento lombar: apresentação clínica e gestão de exercícios específicos de estabilização. *Manual Therapy,* **5**(1), pp. 2.
121.OWENS, E.F., DEVOCHT, J., WILDER, D.G., GUDAVALLI, M.R. e MEEKER, W.C., 2007. A fiabilidade de um sistema de medição da rigidez posterior-anterior da coluna vertebral numa população de pacientes com dor lombar. *Journal*

Manipulative Physiol. Ther., **30**, pp. 116.

122 .PANJABI, M.M., 1994. Instabilidade da coluna lombar: Um desafio bioquímico. *Current Orthopaedics,* **8**, pp. 100.

123 .PANJABI, M.M., 2003. Instabilidade clínica da coluna vertebral e dor lombar. *J. Electromyog. Kinesiol.,* **13**, pp. 371.

124 .PATEL, V., 2004. Modalidades de diagnóstico da dor lombar. *Seminários em Medicina da Dor,* **2**(3), pp. 145-153.

125 PAZOS, V., CHERIET, F., DANSERAU, J., RONSKY, J., ZERNICKE, R.F. e LABELLE, H., 2007. Fiabilidade das medições da forma do tronco com base em reconstruções de superfície 3-D. *European Spine Journal,* **No;16**(11), pp. 91.

126 .PETTY, N.J., 2006. *Exame e Avaliação Neuromusculoesquelética: A handbook for Therapists.* 3rd edn. London: Churchill Livingstone.

127 PITCHER, M.J., BEHM, D.G. e MACKINNON, S.N., 2008. Fiabilidade das medidas electromiográficas e de força durante a extensão isométrica das costas em indivíduos com e sem dor lombar. *Applie Physiology Nutrition and Metabolism,* **33**(1), pp. 52-60.

128 PLOUVIER, S., RENAHY, E., CHASTANG, J.F., BONENFANT, S. e LECLERC, A., 2008. Esforços biomecânicos e perturbações lombares: quantificação dos efeitos do número de anos de exposição em vários tipos de dor. *Medicina do Trabalho e do Ambiente,* **65**, pp. 268.

129 POLLOCK, C.L., JENKYN, T.R., JONES, I.C., IVANOVA, T.D. e GARLAND, S.J., 2009. Eletromiografia e cinemática do tronco durante a remada em remadores de elite do sexo feminino. *Medicina e ciência do desporto e do exercício,* **41**(3), pp. 628636.

130 RASMUSSEN-BARR, E., NILSSON-WIKMAR, L. e ARVIDSSON, I., 2003. Stabilizing training compared with manual treatment in sub-acute and chronic low-back pain. *Manual therapy,* **8**(4), pp. 233-241.

131 REEVES, N.P., NARENDRA, K.S. e CHOLEWICKI, J., 2007. Estabilidade da coluna vertebral: Os seis cegos e o elefante. *Clinical Biomechanics,* **22**, pp. 266.

132 RICHARDSON, C., JULL, G., HODGES, P. e HIDES, J., 1999. *Therapeutic exercises for spinal segmental stabilisation in low back pain.* Edinburgh: Churchill Livingstone.

133 ROZENBERG, S., DELVAL, C., REZVANI, Y. e ET AL., 2003. O repouso na cama e a atividade diária normal são equivalentes para a dor lombar aguda. *Journal of Bone & Joint Surgery,* **85-A** (5), pp. 975.

134 SEMELKA, R.C., ARMAO, D.M., ELIAS, J. e HUDA, W., 2007. Estratégias de imagiologia para reduzir o risco de radiação em estudos de TC, incluindo a substituição selectiva por RM. *Journal of Magnetic Resonance Imaging,* **25**(5), pp. 900.

135 SEVINC, O., BARUT, C., IS, M., ERYORUK, N. e SAFAK, A.A., 2008. Influência da idade e do sexo na morfometria vertebral lombar determinada por ressonância magnética sagital. *Anais de Anatomia - Anatomischer Anzeiger,* **190**(3), pp. 277-283.

136 .SHANNON, C.E., 1998. Comunicação na presença de ruído. *Actas do Instituto de Engenheiros Electrotécnicos e Electrónicos,* **86**(2), pp. 447.

137 SHAO, Z., ROMPE, G. e SCHILTENWOLF, M., 2002. Alterações radiográficas dos discos intervertebrais lombares e das vértebras lombares com a idade. *Spine,* **27**, pp. 263.

138 SIEBEN, J.M., VLAEYEN, J.W.S., PORTEGIJS, P.J.M., VERBUNT, J.A., VAN RIET-RUTGERS, S., KESTER, A.D.M., VON KORFF, M., ARNTZ, A. e KNOTTNERUS, J.A., 2005. Um estudo longitudinal sobre a validade preditiva do modelo de evitação do medo na dor lombar. *Pain,* **117**, pp. 162.

139 SMITH, D., MCMURRAY, N. e DISLER, P., 2002. Early intervention for acute back injury: can we finally develop an evidence-based approach? *Clinical rehabilitation,* **16**(1), pp. 111.

140 SOKUNBI, O., WATT, P. e MOORE, A., 2008. Um ensaio aleatório controlado (RCT) sobre os efeitos da frequência de aplicação de exercícios de estabilização da coluna vertebral na área transversal multifidus (MFCSA) em participantes com dor lombar crónica. *Physiotherapy Singapore,* **11**(2), pp. 9-16.

141 STANDAERT, C.J., WEINSTEIN, S.M. e RUMPELTES, J., 2008. Gestão da dor lombar crónica baseada em evidências com exercícios de estabilização lombar. *The Spine Journal,* **8**, pp. 114.

142 SOKUNBI, O., WATT, P. e MOORE, A., 2008. Um ensaio aleatório controlado (RCT) sobre os efeitos da frequência de aplicação de exercícios de estabilização da coluna vertebral na área transversal multifidus (MFCSA) em participantes com dor lombar crónica. *Physiotherapy Singapore,* **11**(2), pp. 9-16.

143 SOLOMONOW, M., HE, Z.B., BARATTA, R.V., LU, Y., ZHU, M.P. e HARRIS, M., 2000. Modelo de recuperação biexponencial da laxidez viscoelástica lombar e da atividade muscular reflexiva após carga cíclica prolongada. *Clinical Biomechanics,* **15**, pp. 167.

144 .STEPAN, G., 2009. Efeitos de atraso no sistema sensorial humano durante o equilíbrio. *Philosophical Transactions of The Royal Society A,* **367**, pp. 1195.

145 STODDEN, D.F., CAMPBELL, B.M. e MOYER, T.M., 2008. Comparação da cinemática do tronco em exercícios de treino do tronco e de lançamento. *The Journal of Strength and Conditioning Research,* **22**(1), pp. 112.

146 TEYHEN, D.S., FLYNN, T.W., CHILDS, J.D. e ABRAHAM, L.D., 2007. Artrocinética num subgrupo de pacientes susceptíveis de beneficiar de um programa de exercícios de estabilização lombar. *Physical Therapy,* **87**(3), pp. 313.

147 SOCIEDADE DE FISIOTERAPIA, 2004. *Recomendações da PPA para medidas de resultados de limitação funcional relacionadas com a dor lombar.* Sociedade de Fisioterapia.

148 THOMAS, J.S., FRANÇA, C.R., LAVENDER, S.A. e JOHNSON, M.H., 2008. Efeitos do medo do movimento na velocidade e aceleração da coluna vertebral após a recuperação da dor lombar. *Spine,* **33**(5), pp. 564-570.

149 THOMAS, J.S., LAVENDER, S.A., CORCOS, D.M. e ANDERSSON, G.B., 1998. Cinemática do tronco e atividade muscular do tronco durante uma carga rapidamente aplicada. *Journal of Electromyography and Kinesiology,* **8**, pp. 215.

150 .

151 TROTT, M. e FISHER, K., 2005. Utilização da avaliação por vídeo para clientes

com dor lombar crónica: é fiável? *British Journal of Occupational Therapy,* **68**(12), pp. 538-544.

152 TRUDELLE-JACKSON, E., FLEISHER, L.A., BORMAN, N., MORROW, J.R. e FRIERSON, G., 2010. Extremos de movimento de flexão e extensão da coluna lombar em mulheres de diferentes idades e grupos raciais. The WIN study. *Spine,* **35**(16), pp. 1539. 153.TWOMEY, L.T., 1985. Tração lombar sustentada: um estudo experimental de segmentos longos da coluna vertebral. *Spine,* **10**, pp. 146. 154.VAN DEN BOSCH, M. A. A. J., HOLLINGWORTH, W., KINMONTH, A.L. e DIXON, A.K., 2004. Evidência contra o uso de radiografia da coluna lombar para dor lombar. *Clinical Radiology,* **59**(1), pp. 69-76.

155 VAN DIEEN, J.H., CHOLEWICKI, J. e RADEBOLD, A., 2003. Os padrões de recrutamento muscular do tronco em pacientes com dor lombar aumentam a estabilidade da coluna lombar. *Spine,* **28**, pp. 834.

156 VAN DIEEN, J.H., SELEN, L.P.J. e CHOLEWICKI, J., 2003. Ativação muscular do tronco em pacientes com dor lombar, uma análise da literatura. *Journal of Electromyography and Kinesiology,* **13**, pp. 333.

157 VAN TULDER, M.W., MALMIVAARA, A.V., ESMAIL, R. e KOES, B.W., 2000. Exercise Therapy for low back pain: a systematic review within the framework of the cochrane collaboration back pain review group. *Spine,* **25**, pp. 2784.

158 . WALSH, K., CRUDDAS, M. e COGGAN, D., 1992. Low Back Pain in eight areas of Britain (Dor lombar em oito áreas da Grã-Bretanha). *Journal of Epidemiology and Community Health,* **46**, pp. 227.

159 .WATKINS, J., 1999. *Estrutura e função do sistema músculo-esquelético.* 1ª ed.. EUA: Human Kinetics.

160 WEBBER, S.C. e KRIELLAARS, D.J., 2004. Os efeitos da instrução de estabilização na aceleração lombar. *Clinical Biomechanics,* **19**, pp. 777.

161 WONG, E.Y. e DEYO, R.A., 2001. Acute low back pain. *Prim Care Update Ob/Gyns,* **8**, pp. 171.

162 WHITING, C.W. e ZERNICKE, R.F., 1998 (a). Conceitos de Biomecânica. *Biomecânica das lesões músculo-esqueléticas.* 1st edn. EUA: Human Kinetics, pp.

41.

163 WHITING, C.W. e ZERNICKE, R.F., 1998 (b). Lesões da cabeça, do pescoço e do tronco. *Biomecânica das lesões músculo-esqueléticas.* 1st edn. EUA: Human Kinetics, pp. 224.

164 WICKSTROM, G., LAINE, M., PENTTI, J., HYYTIAINEN, K. e SALMINEN, J.J., 1996. Um método baseado em vídeo para avaliação da carga lombar em trabalhos de ciclo longo. *Ergonomia,* **39**(6), pp. 826-841.

165 WILLARDSON, J.M., 2007a. Treino de estabilidade do core para atletas saudáveis: um paradigma diferente para profissionais de fitness. *Strength & Conditioning Journal (Allen Press),* **29**(6), pp. 42-49. 166.WILLARDSON, J.M., 2007b. Treino de estabilidade do núcleo: Applications to sports conditioning programs. *Journal of Strength and Conditioning Research,* **21**(3), pp. 979.

167 WISLEDER, D., SMITH, M.B., MOSHER, T.J. e ZATSIORSKY, V., 2001. Resposta mecânica da coluna lombar à carga de compressão axial *In vivo. Spine,* **26**(18), pp. E403.

168 YOUDAS, J.W., GARRETT, T.R., EGAN, K.S. e THERNEAU, T.M., 2000. Lordose lombar e inclinação pélvica em adultos com dor lombar crónica. *Physical Therapy,* **80**(3), pp. 261.

169 WONG, W.Y. e LO, K.H., 2007. Aplicações clínicas de sensores para análise da postura e do movimento humano: Uma revisão. *Prosthetics and orthotics international,* **31**(1), pp. 62-75.

170 YILDIRIM, Y., KARA, B., GENC, A., BASKURT, Z., BASKURT, F. e ERBAYRAKTAR, S., 2007. Avaliação dos resultados funcionais de acordo com o índice de massa corporal em pacientes com dor lombar aguda não específica. *Journal of Back & Musculoskeletal Rehabilitation,* **20**(2-3), pp. 49-53.

171 YOUDAS, J.W., GARRETT, T.R., EGAN, K.S. e THERNEAU, T.M., 2000. Lordose lombar e inclinação pélvica em adultos com dor lombar crónica. *Physical Therapy,* **80**(3), pp. 261.

172 YOUNG, R.S., ANDREW, P.D. e CUMMINGS, G.S., 2000. Efeito da simulação da desigualdade do comprimento das pernas na torção pélvica e na

mobilidade do tronco. *Gait Posture,* **11**, pp. 217.

173 YU, J., 2001. Estudos de caso. In: D.M. YOUSEM, ed, *Case Review: Musculoskeletal Imaging.* 1st edn. Missouri, EUA: Mosby, Inc., pp. 6-13.

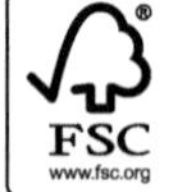

MIX
Papier aus verantwortungsvollen Quellen
Paper from responsible sources
FSC® C105338

Printed by Books on Demand GmbH, Norderstedt / Germany